武漢支援日記

査瓊芳 著　宋春暁 訳

武漢
支援日記

コロナウイルスと闘った
68日の記録

岩波書店

査医生援鄂日记
Written by Zha Qiongfang
Compiled by Renji Hospital
Affiliated to Shanghai Jiao Tong University School of Medicine

First published 2020 by Shanghai Jiao Tong University Press, Shanghai.
This Japanese edition published 2020
by Iwanami Shoten, Publishers, Tokyo
by arrangement with Shanghai Jiao Tong University Press, Shanghai.

序文　査先生『湖北省支援日記』の力

陳 国強
中国科学院院士
上海交通大学医学院院長

二〇二〇年、新型肺炎が発生してから今日に至るまで、全国において、四万二六〇〇人の医療チームが支援のため、湖北省に向かい、武漢市に赴いた。この二カ月間、私は、感動し、心配し、時には涙を流しながら、上海交通大学病院の湖北省支援医療チームを何度も見送ってきた。また、ウィーチャットのモーメンツを通して、湖北、武漢で「命を惜しまず」奮闘する湖北省支援チームの戦友たちに、ずっと関心を寄せていた。「去留す肝胆二つながら昆侖[1]」「楼蘭を破らずんば終いに還らず[2]」というような、何事も恐れない精神力に、感動かつ感心せずにはいられなかった。そのチャットの中で、査瓊芳先生の『日記』を目にした。大晦日の夜に武漢へ発ち、三月三一日に上海に戻ってくるまで、一日も欠かさず綴ってこられたのだ。彼女の言葉は素朴で簡素だが、誠実で情け深いものがあり、実に感慨深く、涙がこぼれ落ちそうな時もあった。

　査瓊芳先生は、上海が初めて送り出した湖北省支援医療チームのメンバーの一人で、このチームにおける上海交通大学病院所属の唯一の女医であった。大晦日の夜、家族と揃ってごちそうを食べているはずの彼女は、席を立ち、家族と離別した。その向かう先は、武漢市金銀潭病院だったのだ。それは、上海からの出発が最も早く、心の準備期間が最も短いチームであった。さらに、参考すべき経験が最も少なく、早期の防護物資が最も足りておらず、防護条件が最も整っていないチームであった。同時に、最も危篤な患者を救い、奮闘時間が最も長かったヒーローたちでもあったのだ。一月二五日未明の一：三〇に武漢天河空港に到着し、三月三一日に武漢市金銀潭病院の重症室での仕事が終わるまで、まる六八日を費やした！

査先生の『日記』を読むことで、彼女の周りにいる平凡かつ偉大な普通の人々の姿を目にすることができる。その中には、医療従事者もいれば、重症室で掃除を手助けしてくれるボランティア、ホテルのシェフ、ボランティア・ドライバー、宅配のお兄さん、患者さん、患者さんの家族などもいる。大げさな事件など綴ってはいない。あるのはただの日常である。だが、これらの普通の人々の日常によってこそ、中国の新型肺炎狙撃戦のロードマップが少しずつ描き上げられたのだ。最初は、医療従事者たちが厚くて重い防護服を身につけ、週に五〇時間働かなければならなかったが、のちに、より多くの医療隊が駆けつけてくれたおかげで、平常の休憩交替制に変わった。物資不足の時には、重症室に入る時だけN95マスクが配られていたが、医薬品・防護用品が十分に補充されてからは、いつでも、また適時使用することができるようになった。ＩＣＵが毎日足りないという状況もあったが、徐々に重症患者が軽症になっていき、続々と退院していった。三名の女医が、先が見えず互いに励まし合いながら夜勤をがんばり抜こうとしていたこともあったが、その後、難病や難病の疑いのある病例をめぐる対策会議が何度も開かれ、的を絞った治療ができるようになった。党中央のリーダーシップと大勢の人のおかげで、この偉大なる人民戦、総体戦、狙撃戦を、二カ月余りで、疫病のさらなる拡散にブレーキを掛け、人類防疫史上の奇跡を作り上げることができたのだ。

査先生の日記は、中国中央テレビ、新華網などといった全国の数あるメディアに報道され、そこから伝わってきた希望と力が、まるで陣地で高く掲げられた旗が風になびいているようであった。それに惹きつけられて、湖北の支援に加わる医療従事者が次から次へと現れ、査先生の学生たちも次々と手をあげ、戦場に赴こうとした。そして、仁愛病院の第三回の整建制(3)の湖北省支援医療チームの一五六人は、二四時間足らずで早速集結したのである……。

現在、『日記』を書いた瓊芳先生ご本人を含め、上海湖北省支援医療チームの全員が、既に凱旋している。思わず傷を負ってしまった心も、時の流れによって癒されつつあり、その時への記憶も時代の移り変わりで忘れられることになるのだろう、と私は思うのだが、『日記』に書き記された数々の想いは、きっと、我々の記憶を蘇らせてくれることになるだろう。そして『日記』だけではなく、銘記されるべきことが、まだ数多く存在することも事実である。疫病発生時に、命を惜しまず、新型コロナとの戦いの最前線に身を投じていた湖北医療従事者の勇気を覚えよう。後方に立って故郷を守ってくれた医療者の昼夜兼行の奮闘ぶりを覚えよう。毎日スクリーニングの最前線に立っていた警察、コミュニティ担当者の辛労と貢献を覚えよう。また、仕事場を固く守る客室乗務員、トラック、バス、ないしボランティアのドライバー、宅配員……。

「歴史は、一番の教科書であり、目を覚ましてくれる一番の良薬でもある」。『査先生湖北支援日記』は、読み甲斐のある抗疫の史料であり、得がたい医学人文教育の書物でもある。医療従事者、そして中国のすべての人々が、中国共産党の力強い指導のもとにおいて、災難と危険を前に表れた大義、善良、勇敢が、この日記によって再現された。また、このように私欲もなく何も恐れない精神によって、巨大なチャイナパワーが築き上げられた。この力があればこそ、我々に戦い勝てない困難、乗り越えられない溝はないと、信じる。

二〇二〇年四月一〇日

訳注

（1）原文は「去留肝胆両昆侖」、譚嗣同『獄中題壁』（一八九八）の中の一句。去る者と残る者が肝胆を相照らしており、まるで昆侖山のような気魄を持っているのだ、との意。

（2）原文は「不破楼蘭終不還」、王昌齢（六九八―七五六）『従軍行七首・其四』の中の一句である。敵を倒さなければ故郷には帰らない、との意。

（3）整建制とは、政府機関、軍隊、地方行政などあらゆる方面の関係をまとめたものを指す。

目次

二〇二〇年三月

＊このたびの日本語版出版にあたり上海交通大学出版社の趙斌瑋氏の助力を得た。

武漢支援日記

コロナウイルスと闘った68日の記録

一月二五日　部署の在庫をかき集めてきた

一月二五日一時三〇分、飛行機はゆっくりと武漢天河《てんか》空港に到着した。着陸前は小雨が降っていたが、機内から出る時になんとやんだのだった。まるで何かの予兆のようだ。

一月二三日夜、病院から、湖北支援のために待機するようにと知らせがきた。二四日は陰暦の除夜で、大晦日のごちそうを食べかけのまま、すぐ武漢へ出発するよう命令を受けた。まるで、上の階の人のもう一つの靴が脱がされるのを待つようで[1]、宙ぶらりんになっていた心がやっと落ち着いた気持になった。荷物は既に整理済みだった。部署にある防護グッズの在庫を全部持っていくことになったが、それでもスーツケース一個分にしかならなかった。

虹橋空港四号口では、人々がひしめき合っていた。出征の「戦士」と見送りの上司たちで溢れていたのだ。「元気で帰ってきて」「体に気をつけて」という声の中、私たちはフライトナンバー、ＭＵ５０００の飛行機に乗り込んだ。

離陸時間は二四：〇〇、去年とさよならをして、新しい年を迎える時だった。飛行機が飛び立つ時に新年のカウントダウンをするのは、私たちにしか経験できないことだろう。とどろく響きの中を、飛行機が空へ飛んでいった。こうして任務を背負った上海第一陣湖北支援医療チームは戦場に向かい、戦いのラッパが鳴らされたのだった。医療チームのリーダーは、上海市第一人民病院副院長の鄭軍華《ていぐんか》教授、グループ長は周新《しゅうしん》教授だ。

一月二五日一時三〇分、飛行機はゆっくりと武漢天河空港に着陸した。着陸前は小雨が降っていたのに、なんと機内から出る時にはやんだのだった。まるで何かの予兆のようだが、この時の私たちはまだ何一つ知らない。これから向かう先のことも、支援する病院のこともわからない。空港バス三台で、私たちは武漢市金銀潭病院（以下「金銀潭病院」）から六〇〇メートル離れた万豪ホテル（Marriott hotel）に着いた。しばらく部屋で調整していると、一時間後に荷物と各自持ってきた防護グッズがホテルまで運ばれてきた。朝四時のロビーは依然として人の声で沸き立っていた。緊張したムードによって分泌されたアドレナリンが、みんなに疲れを忘れさせたようだ。

武漢の夜はとても寒かった。この時にやっと、これから金銀潭病院で仕事をするのだとわかった。みんなを十分に休ませるためにリーダーの鄭軍華さんが調整してくれて、午前は休憩して、午後一…三〇に会議を始め、仕事の手配をすることになった。

一月二五日一三時三〇分、会議は定時に開かれた。会場に行く途中でわかったことだが、ホテルから金銀潭病院の姿が見える。外に出ると、交通信号の色が変わっているだけで、広い通りはがらんとしていた。街頭にぶら下がっている赤い提灯だけから新年の気配を感じた。この日はまさに、新年の初日なのだった。

会議が始まった。すべての医療従事者が感染しないように、第一線に赴く前に、ハイレベルの専門的防護教育を受けなければならない、という鄭軍華リーダーの提案があった。今日、北京地壇病院感染科の蔣栄猛《しょうえいもう》主任より、新型コロナウイルス感染症の肺炎診療と病院の感染防止策が紹介され、また、中南大学湘雅病院の呉安華《ごあんか》さんから、新型コロナウイルスの感染防止・コントロールについての説明があった。

講座が終わり、金銀潭病院のウイルス防止・コントロール状況を把握した鄭軍華リーダーは、金銀潭病院の張定宇《ちょうていう》院長を紹介してくれた。張院長が、病院の状況を説明し、患者の収容状況と治療方法、現状の問題などを話し、上海医療チームの到来に感謝と歓迎の意を表した。

次に、鄭軍華リーダーが、特別に建てた金銀潭病院の新しい病棟を紹介してくれた。四、五階は上海医療チーム、二、三階は陸軍部隊病院の管轄下に置くようになった。呼吸器などの設備がまだ不足しているため、病室はまだ主に軽症患者が対象で、明日の朝に病室での班と組の編成を手配することになった。

また、鄭リーダーが仕事の中の困難と突発事件について話してくれた。組織の建設を強化し、臨時党支部を設立し、初心を忘れず使命を銘記するように主張した。(2) 物資の管理能力を向上させ、物資を計量し、管理を統一することを呼びかけ、原則として、物資を集中的に購入することを強調した。労働組合が医務組合からみんなへのサポートと、医療従事者の家族へのケアを徹底し、宣伝の仕事を強化し、仕事の経験と教訓を適時にまとめることを提唱した。

最後に、鄭リーダーがみんなを激励した。どんな困難も克服できる。勇気と難関を突破する決心をもって団結し、確固たる意志と高揚した闘志で戦場に向かわなければならないとのことであった。

鄭リーダーが言うには、第一陣湖北支援医療チームのメンバーとして、出発時に、各病院の指導者たちが見送りに来てくれ、各放送局と新聞は皆のことを英雄だと思ってくれているそうだ。しかし、私たちは冷静さを保たなければならない。私たちはただやるべきことをやるだけだ。臨時党支部は、メンバー一人一人の思想状況に関心を持ち、思想教育をしっかりと行い、メンバー全員の精神状態を把握しなければならない、ということだった。

　会議の最後に、国家衛生健康委員会の王賀勝《おうがしょう》副主任が見舞いに来てくれて、情熱に溢れた講演を行った。王主任は、自分を守る意識を持って、まずはよく休んで自分の体に気をつけること、自分を守ることができればこそ、患者によりよいサービスを提供することができる、と話した。さらに王主任は、上海医療チームに一つの目標を掲げた。戦いに勝利することはもちろんだが、科学的な治療を行わなければならないとのことである。ウイルスを前にして、医療チームが増えていくにつれて、それぞれの仕事も改善されていくだろうと述べた。私たちは自分に自信を持たなければならない。私たちには中国共産党のリーダーシップがあり、社会主義制度の政治的優位性を持ち、「全国を一局の碁に見立てる」(3) メリットがあるのだからこの戦いに勝つ自信はある、と励ましてくれた。

　会議の後、鄭リーダーは会を設け、医療チームのグループ長とグループ長補佐と共に、次の計画と組分けのことについて話し合い、仁済《じんせい》医療チームは部屋に戻ることになった。戦略物資をチェックし、部屋で休憩して調整を行い、戦線の後方にいる私たちの病院と部署の上司に仕事を報告した。

　夜、ビデオを見て、隔離、消毒、防護服の着脱のやりかたを勉強した。これからしっかり休んで力を蓄え、明日から戦場に立つ。

（1）"Wait for the other shoe to drop"というアメリカの民話から来ている。上の階で靴を一つ投げる音しかしなかったので、もう片方がどうなっているのか気になり夜も寝られず、もう一つの靴を脱いだ音がするまで待っていた、という話。

（2）原文は「不忘初心、牢記使命」。二〇一七年一〇月習近平主席が中国共産党第一九回全国代表大会で提唱した。

（3）「全国を一局の碁に見立てる」とは、中国の経済建設はまず国全体という大局から考えなければならないという重要指針のこと。鄧小平『前十年為後十年做好準備』が出典で、全国を一局の碁の盤面のように一体として統一的に計画し、相互に協力することを意味する。

一月二六日　防護教育をもう一度、すべては安全のために！

重症室にいる患者の病状は深刻で、侵襲的人工換気を必要とする患者が多いが、治療室に余分のベッドがないので、しばらく重症室にいてもらうしかなかった。防護措置をレベル3にあげたほうがいい。防護服の外に隔離服を重ねて着ることにする。

一月二六日午前九時、鄭リーダー、各グループ長、看護グループ長と感染科の先生が、金銀潭病院へ様子を見に行き、残った私たち医療チームメンバーは、引き続き関係事項を勉強することになった。

一月二六日午後一時に会議が開かれた。鄭リーダーが言うには、入院して治療を受ける必要のある患者がたくさんいるので、みんなには早く仕事に参加してもらいたいそうだ。病院から上海医療チームに北楼の二、三階が割り当てられたので、私たちも早く仕事を始めなければならない。鄭リーダーの話によると、北楼の二、三階は規範的な伝染病の病室で、消毒と隔離措置には長けているとのことだ。二階は普通病室で、三〇名の軽症陽性患者を収容していて、投薬治療が中心だ。三階（以下「北三楼」）は簡易の重症ＩＣＵ（集中治療室）で、今は二七名の患者を収容しており、その中の一五名は非侵襲的人工換気[1]によって換気を補助する患者だ。三階にいる患者の病状は比較的深刻で、いつ気管挿管と気管切開をしてもおかしくないぐらいだったが、これらの操作はセンターＩＣＵで行わなくてはならない。ここの物資と設備がまだ不足しているからだ。基本的な防護措置は行き届いているが、まだ操作装置が備わっていないところもある。鄭リーダーは、まず自分をよく守るように言った。持ってきた物資は統一して使い、足りないものがあれば数えておくこと。医療チームには上海という強い後ろ盾があるから大丈夫、と話してくれた。

次の議事日程は三つに分けられた。それぞれ医師組の分担、看護組の分担、隔離服の着脱の実演と教育だった。そして会議終了後、今日担当することになったスタッフたちは、職場につく必要があり、防護服の着脱を金銀潭病院の関係者が手伝い、隔離の作業をしっかり行うことになった。

医療チームのグループ長である周新主任から病室の状況が説明された。重症室の仕事はとても大変だそうで、治療室と呼吸器科の医師が必要だ。周新主任と陳徳昌《ちんとくしょう》主任は、重症室の様子を見にみんなを連れていくことになった。会議が終わった後、一〇名の昼勤の医師と三名の夜勤の医師がまず状況に慣れるようがんばってＨＩＳシステムの操作などを勉強することになった。重症室の状況が複雑なので、三日単位で勤務を交替し、また変化に応じて随時調整するとのことだ。周主任は、仕事時間、勤務交替の手続き、回診の制度などを説明し、防護作業をしっかり行うよう、さらに念を押していた。

医療チームの副グループ長である陳徳昌主任が、重症室の患者の状況を話してくれた。そこの患者の病状は深刻で、侵襲的人工換気を必要とする患者が多いが、治療室にベッドの余裕がないので、しばらくは重症室にいてもらうしかなかった。防護措置をレベル３にあげたほうがいい。防護服の外に隔離服を重ねて着ることになったが、これはエボラウイルスに相当するレベルだ。陳主任の話によると、飛沫と接触による感染の他、空気(エアロゾル)感染もあるので、防護には十分に気をつける必要があるという。

次の看護グループからの報告も、依然として「防護」がキーワードとなっていた。

鄭リーダーは、いくつかの注意事項を強調した。①ウイルスに正確に立ち向かい、防護がとても重要である。物資は統一的に手配する。党を信じ、制度的優位性を信じ、どのような問題でもきっと解決できる。②上海メリットを発揮し、上海スピリットを発揚する。③科学的に対応し、特に医療安全に関心を寄せ、チームワークの精神と専門家が雲集するメリットを発揮する。④みんなが団結して互いに協力する。最後に、鄭リーダーは、ホテルの係員と金銀潭病院のスタッフを尊敬し、かれらの労働に敬意を払わなければならないと指摘した。気持を安定させ、現地の病院と現地の政府を信じる。私たちには明確な任務があり、そして私たちはその任務を安全に全うしなければならないのだ、とも話してくれた。

お昼は、ホテルの中華レストランのお弁当。立ったままで食事を取る人が多かった。これはちょっと苦しかった。

今日の教育と会議をまとめると、仕事は重く、安全は第一ということになる。私たちはなんとしても、任務を滞りなく達成しなければ！

（1） 侵襲的人工換気は、気管挿管・気管切開などの人工気道を使う換気方法で、非侵襲的陽圧換気療法は、マスクなどを使用して機械的に上気道から陽圧をかけ、換気を補助する方法。

一月二七日　上海は私たちの強力な後ろ盾

武漢の空は曇り、湿気があって寒い。空気の中に少し靄《もや》が漂っている。こんな天気はまちがいなくウイルスの不活性化によくないものだ。

一月二七日朝六時、空がまだ明るくなる前に、目覚まし時計が時間通りに鳴った。グループチャットの知らせで、今日北三楼重症室の「早班」の医師は七時半にホテルの一階に集まり、一緒に金銀潭病院へ行くことになった。ルームメイトの看護師はさらに早く、七時から病院での仕事を始めなければならなかった。

ホテルから金銀潭病院への通りはがらんとしていて、先を急ぐ私たち十余人以外、通行人は一人もいなかった。武漢の空は曇り、湿気があって寒い。空気の中に少し靄が漂っている。こんな天気はまちがいなくウイルスの不活性化によくないものだ。私たちは、鄭軍華リーダー、周新主任、陳徳昌主任に従って北三楼の重症室に入り、病室の外にある医師のオフィスであわただしく仕事を始めた。

武漢現地の医療施設はどうみてもお粗末なものだ。現地の医療者はこのような条件の下で、丸一カ月をがんばり抜いたのだ。白衣がないので、男女を問わず全員が看護服を身につけることになった。様々な体格の医療者が同じスリムフィットの看護服を着ていて、なんともこっけいに見える。これは、みんなが笑顔を見せることのできた数少ない瞬間だった。ウイルスの防止・コントロールの状況が非常に深刻なので、着替えが終わるとすぐに勤務の交替に取りかかった。今病室にいる二九名のうちほとんどが呼吸器を必要とする重症患者である。昨日の夜勤の人たちはとても忙しかったそうだ。重症患者の一人が昨夜、救急措置もむなしく亡くなってしまったからだ。私たちのプレッシャーと責任がさらに倍になった。

交替を簡単にすませてから、病室内にいる重症患者に対する治療法と、目下の業務上の問題を医師全員で話し合い、次の仕事の段取りも手配された。その後、回診が始まり、私たち第一班は陳徳昌主任が率いてくれた。手の消毒、帽子、マスク、シューズカバー、手袋などをしてから、また手の消毒を行い、使い捨ての防護服を身につけるのだが、この一セットには二〇分ほどかかる。

私の組は重症室の三つの部屋を担当していて、合わせて一〇名の患者がいる。全員が非侵襲的人工換気を行う患者だ。その中の一人が、上海の専門家がここの診療を担当することになったのを聞いたらしく、かなり希望を持っているようだった。彼が言うには、ここには何日もいたが、なかなか回復の兆しがなかったと。ぜひ上海の医療者に自分を救っていただきたいと言ってきた。私たちは、彼の気持を安定させ、治療に確信を持ち、順調に回復できると信じるようにと慰めた。同時に、患者の心電図モニターのパラメータに基づいて、呼吸器メーターを少し調整した。回診中に会った人はみな重症患者で、その程度が異なるだけだった。もう一人名前のわからない患者がいて、昨夜の担当医師が彼女を引き受けた。入ってきた時は低酸素で、意識不明状態だったが、一晩緊急措置を受けてほぼ意識を回復し、私たちの簡単な質問にも答えることができた。彼女の家族を捜すことにも心血を注いで

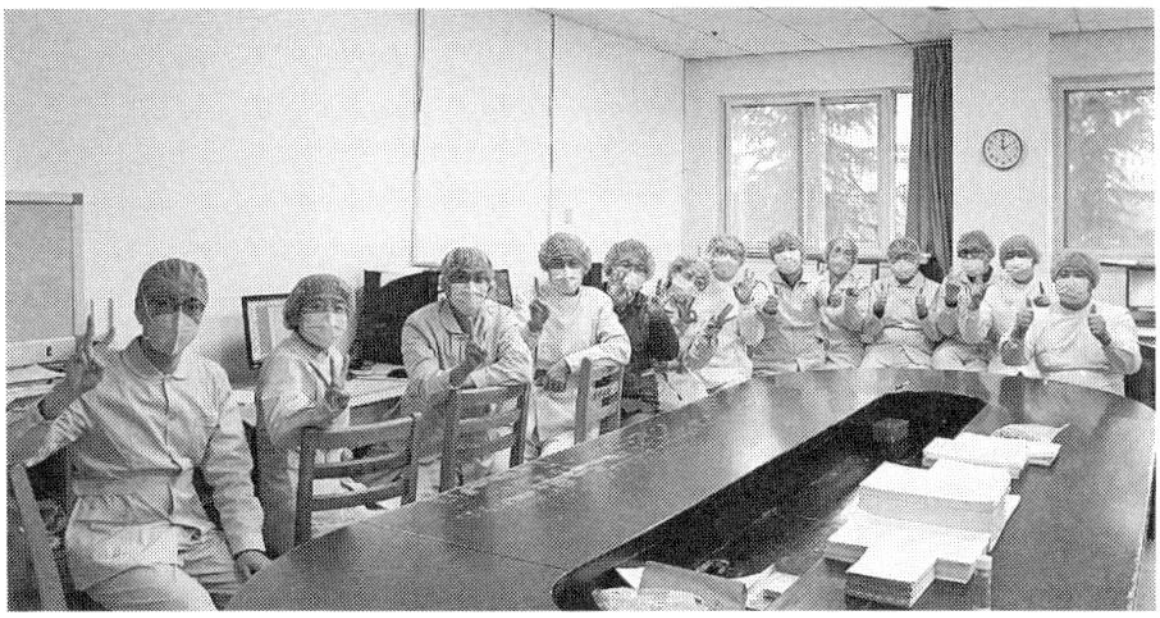

初めて仕事を交替した時の集合写真(指の数字は自分の班を表している)

おり、一刻も気を緩められなかった。

回診が終わり、また防護服を脱ぐというわずらわしい流れとなった。オフィスに戻ると、陳徳昌主任の指導のもとで、重症患者の治療法の調整を行った。その間も看護師が時々患者の病状の変化を伝えにきたので、すぐ処理に行かなければならなかった。仕事はたくさんある。時間を節約しようと誰もがなるべく水をも飲まず、物も食べないようにしていた。できるだけトイレに行く時間を節約したい。あれこれ忙しくて、時間があっという間にすぎてしまった。まもなく日勤の医師がやってきた。交替する班に詳細とシステム操作のプロセスなどの引き継ぎを終えて、私たちはようやく仕事を無事に終わることができた。

ホテルでは、入口で消毒し、体温を測ってから中へ入ることになっている。部屋に戻って真っ先にやらなければならないのは、頭を洗ってシャワーを浴びること。徹底的に消毒するのだ。これまで私たちの物資はとても不足していたが、食べ物や使えそうなものなどをいっぱい送ってくれた親切な人たちがたくさんいた。みなさんの上海医療チームへの熱意ある支援に感謝したい。これで後顧の憂いが解決できた。李克強《りこつきょう》総理も金銀潭病院の第一線の医療者を見舞いにやってきたそうだ。病院でお会いすることはできなかったが気持が温かくなった。仁済病院の上司も同僚も私たちのことを大変思ってくれている。私たちを励まし、体に気をつけて元気に帰ってくるようにと、心配してくれていた。私たちはとても感動した。

国は、今回の新型コロナウイルス攻撃戦をきわめて重視している。医療者の保障にも医療物資の供給にも十分な関心を寄せている。私たちは勇気づけられ、温かく思い、これからの医療支援の仕事にも自信が保てるようになった。

一方に難があれば八方が支援する。上海は私たちの強力な後ろ盾だ。条件は厳しくて苦しいけれど、上海をはじめ全国人民の支援の下で、私たちは使命と責任をしっかり担い、きっとこのウイルス攻撃戦に勝利し、新時代の白衣戦士の神聖な使命を全うすることができると信じている。

一月二八日　昨日、李克強総理が見舞いに来た

私たちの第七床の患者は中年の男性で、病状が深刻だ。感染してもいいから彼のそばにいてあげたいと、彼の妻が電話で言った。

今日は湖北支援の四日目。仕事は徐々に軌道に乗ってきた。

昨日、李克強総理が皆を見舞いに来た。仕事中でお会いできなかったが、医療物資は確実に充実し始めた。これでやっと、力を存分に発揮することができるようになった。

今日は日勤だ。仕事の終わりにこのグループの患者の状況を副組長がまとめていた。病室にいる患者は合わせて三〇名近く、八五％以上が非常に深刻、その他も全員重症である。仕事のプレッシャーは相変わらず大きい。医療チームは気管挿管などの操作を行って、最大限に患者の命を救いたいと思っているが、操作設備が整っていないためにまだスムーズにはいかないのが現状である。

今朝、気管挿管と深部静脈穿刺を勉強しておくよう、陳徳昌主任に言われた。治療室の医師だけでなく、呼吸器科の先生もいつでも仕事が始められるようになってもらいたいとのことだった。班長の周新主任には最も感心した。防護措置が備われば自分が初例の挿管を行うと言ったのだ。

今日の回診後、患者の家族に電話をかけ、コミュニケーションをとった。いろいろな患者の像がわ

かってきた。私たちの第七床の患者は中年の男性で、病状が深刻である。感染してもいいから彼のそばにいてあげたいと、彼の妻が電話で言った。また、電話を受けた家族自身も隔離されているという話を聞いた。そして、患者をこれ以上苦しませたくないから、もう治療をやめて下さいと、お願いされることもあった。さらに、患者の携帯がオフになったことで連絡が取れないと、病院まで訴えにきた人もいた……。こうして様々な人間模様がみえてきた。

それでも、これしきの困難で湖北支援という私たち医療チームの初心が変わることはない。ホテルに戻ると、夜七時半に医療チームの第一回党員大会が開かれた。「初心を忘れず、使命を銘記する」「朝夕を争うのみ、日々を大切にする」というのが主旨だ。上海医療チームは、いつも仕事と思想の両方に取り組んでいる。このような組織による保障とワークスタイルがあれば、どのような困難も乗り越えられるだろう、より多くの患者が回復できるように祈りたい。

一月二九日　愛を後ろ盾に、「晴々しい空」がいつかはきっと

武漢に着いてから、私は様々な電話を受けた。上海緑地申花《りょくちしんか》サッカークラブや上海交通大学修士学生の会、各会社の責任者などからだ。どの電話も前線で何か必要なものがあれば、必ず何とかして届けると言ってきたのだった。

一月二九日は湖北支援の五日目。武漢でやっと太陽が見えた。ただ、空気の質がよくないせいなのか霧かスモッグのようで、見渡しても何かヴェールで隠されているような感じだったが、「雲開くるを守り得れば、日光し見ゆ[1]」というように、この久々の晴天に感動した。

今日は昼からの「中班」である。午前の時間が自由なので、各地からの補給物資の受け取りを手伝った。今日は二回も物資が届いた。一回は、仁済病院第二陣湖北支援医療チームから寄せられた補給物資五箱で、生活用品が主だった。仁済の同僚が、武漢が寒いのを知って私たちにサーマルアンダーウェアとダウンベスト、温熱パッドなどを買い、前に持ってくるのを忘れたものと一緒に送ってくれたのだ。第一陣は急な出発だったから足りないものが多かった。それで第二陣の同僚は自分たちの荷物の他、私たちの物資まで抱えて持ってくることになった。かれらと上司には本当に感謝している。

もう一回は、社会の熱心な人々から寄せられたものだ。正月一日に武漢に着いてから、産婦人科林健《りんけん》

華《か》主任の修士学生である、繆慧嫻《びゅうけいかん》医師からの電話を受けた。彼女が言うには、かつての患者である張さんが、私たちが第一線に赴くと聞いてとても感動し、ぜひ医療チームに何かをしてあげたいとの思いがあったそうだ。防護物資が欠けていると聞いた張さんは、様々なチャンネルを通して、急遽一二〇〇枚ものN95マスクとゴーグル二〇〇個を買い上げ、ロットごとに送ってきてくれた。本来なら防護服など他の物資も購入したが、ロットと仕様が原因で国内に入れられないそうだ。今日はN95マスクが届く日だ。ゴーグル二〇〇個も届く途中だそうで、やっと物資不足の苦境から脱することができそうだ。

　実は、武漢に着いてから私は様々な電話を受けた。上海緑地申花サッカークラブや上海交通大学修士学生の会、各会社の責任者などからだ。どの電話も前線で何か必要なものがあれば、必ず何とかして届けるようにすると言ってくれたのだった。中国人の疫病を前にしての愛は無私のものだ。私たちは前線にいるが、社会全体という強力な後ろ盾があるから、きっと大丈夫。

　医師オフィスの壁に「がんばろう武漢」というスローガンが貼ってある。私はここで写真を一枚撮って、ウイルスと闘う決心を再度固めた。

「中班」の仕事を引き継ぎ、私は防護服を着て、まず病室を回り、患者の病状を尋ね、かれらを慰め、励ました。そして、私たちの三つの組は、忙しく新しい仕事を始めた。患者の病状の変化に応じて適時に処理し、医師の指示を出し、病歴をまとめ、患者の病状と新しく撮った胸部レントゲンの状況を把握する――。防護措置が整ってから、危篤患者に気管挿管を行わなければならないので、気管支鏡などの必要装置も病室に運ばれた。

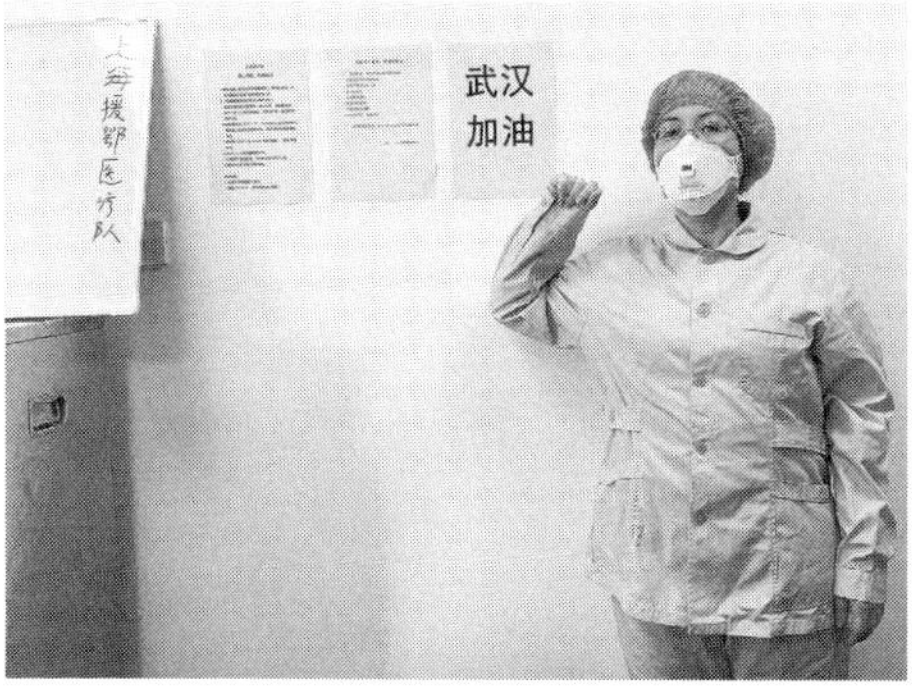

「がんばろう武漢」の傍で決心を表す私

ホテルに戻った時にはもう夜九時を回っていた。もう一度消毒しなければならなかった。勤務中に八時間も水が飲めなかったので、今の私には大量の水分補給が必要だった。全部をすませた頃には、既に一〇時近くになっていた。ウィーチャット（微信）のモーメンツ（朋友圏）に投稿し、自分が無事であることを家族と友人に報告した。ここ何日か、私は、「ありがとう」を何回言ったかわからない。みんなの支えと気遣いは、私たちががんばれる原動力だ。

明日は、夜八時から朝八時までの夜勤の番なので、少しストレスを感じた。腎臓に問題が出てからは、病院の部署の上司は私に夜勤をやらないですむようにしてくれていた。しかし、私たちの医療チームにも体の不具合を持つ医者がたくさんいる。糖尿病や高血圧、そのかれらもがんばっているのだから、私もきっとがんばれる！

がんばろう！

（1）　原文は「守得雲開見陽光」。諦めずにがんばっていけば、晴々しい空がいつかはきっと見えるとの意。

一月三〇日　今日がいつだかわからないくらい忙しい

私たちの夜勤は一二時間も続く。医療者は飲まず食わずで、トイレにも行かない。外出の夜勤もあり、また三時間にもわたる勤務交替の引き継ぎと死亡症例の検討会があり、合わせて丸一五時間、高いレベルでの仕事をしなければならないことになる。これは、普通の人間にとっては耐え難いものだ。

一月三〇日、湖北支援の六日目。「今日は正月の何日？　何曜日？」とルームメイトに聞いたら、「わからない」と答えた。そうね。今日がいつだかわからない。武漢に着いてから既に六日間が経過したことだけ覚えている。モーメンツを見て、昨日が正月五日で福の神をまつる日だと初めて気がついた。

ルームメイトは、夜二時からの夜勤だった。彼女が出かけた時、私はもう眠っていた。ルームメイトが遅刻しないように心配していたので、私は寝付けなかったが、ふと目を覚ますと、夜の二時過ぎだった。彼女はもういない。彼女は隔離病室で六時間以上働かなければならない。途中で一回ぐらいは隔離病室から出てくるかもしれないが、そのたびに防護服を捨てなければならない。物資不足なので、防護服を節約するために、医療者は飲まず食わずで、トイレに行かないようにしている。仕事が終わったら、N95マスクと帽子で刻まれた深い痕が顔に残る。

仕事に行く前、彼女はこう言った。自分の患者がみんな回復できるようにと。しかし、不幸なことに、今朝起きたら彼女の患者ひとりが亡くなってしまったことを医療者のグループチャットで知った。彼女は後の処置をしなければならない。彼女のことが本当に心配だ。この子は共産党員ではない。まだ若いのに、ただ武漢が故郷だから、看護師という職業だったから、湖北支援の知らせが来た時にためらうことなく自ら申し込んだのだった。武漢に着くと、すぐにモーメンツを両親が見えないように設定した。心配をかけさせたくないからだ。

昼、グループチャットでわかったことだが、患者の死亡で、私たちの組全員が組長に叱られたのだ。上司たちも私たちと同じように大きなプレッシャーを背負っていることがますますわかるようになった。私たちの夜勤は一二時間も続く。医療者は飲まず食わずで、トイレにも行かない。外出の夜勤もあり、また三時間にもわたる勤務交替の引き継ぎと死亡症例の検討会があり、合わせて丸一五時間、高いレベルでの仕事をしなければならないことになる。これは、普通の人間にとっては耐え難いものだ。私たちの目標は同じ——すべての手を尽くしてより多くの命を最大限に救うこと、それはそうだけれど……。

今回の湖北支援では、病を抱えて仕事する人が多い。私たちの劉組長は二カ月前に糖尿病と診断され、食事には特に気を使っている。彼は武漢に着いてからの二、三日は、血糖値を心配してあまり食べられなかった。食事を取る前に、まず水で薬を飲むようにしないと、何も食べられない。

午後、上海から上海市発展改革委員会、上海市食糧と物資儲備局がたくさんのミリタリーコートを送ってきてくれて、私たち抗疫第一線の医療者はとても温かく思った。運転手さんは、コンテナ車で遠路はるばる物資を運んできたのだ。少し休憩を取るように勧めたが、「他の医療隊に服を届けに行かなければ」と彼は断った。

幸いなことに、夕方グループからのチャットで死亡患者と難病や難病の疑いのある症例をめぐる検討会は午後になったことがわかった。これで夜勤の時間が短縮された。どうやら、上司たちも私たちのことを考えて、仕事のモードを調整してくれているのだった。

私はしっかり睡眠を取り、夜勤に備える必要がある。どうか、今夜、無事でありますように。

一月三一日　人生初、マスクをつけたままで寝る

不幸なことに、彼女は、朝七時三〇分にこの世を去ってしまった。電話で彼女の夫に知らせた時、あの大の男が電話口で泣いてしまったのだった。

一月三一日、湖北支援の七日目。昨日は夜勤で、今日目が覚めたら、すでに夕暮れ時になっていた。夕日が西に沈む時に、武漢上空を覆う靄も一緒に連れていってくれたらどんなにいいだろう。

昨夜八時、勤務の交替時間となり、私は着替えてマスクをつけ、帽子をかぶり、深夜の夜勤を引き継いだ。伝染病カードの記録、病歴の印刷、カルテの記入、患者の手当て——、オフィスはがらんとしていて、私たち夜勤の三人しかいなかった。暖房を二つつけていても、武漢の夜の寒さは耐え難い。未明の頃、第二組の当番の医師が休みに入った。彼が担当している患者さんはかなり安定しているらしい。私と第三組の医師はオフィスで待機し緊急に備えることにした。朝二時三〇分頃に、私たちの組の第五床の患者、五〇代の女性の血圧が急に下がった。急いで手当てをして、ようやく病状が落ち着いた時は、私たちも安堵した。その後、少し休みをとりたかったが、患者にまた何かあったらという事態に備え、私はマスクをつけ、厚い綿入れのコートを着て、オフィスの椅子に座ったままで休むことにした。

人生で初めて、マスクをつけたまま寝た。静まり返る環境の中で、自分の心臓の鼓動と空気を吸う時の音がはっきりと聞こえた。心拍がやや早い。呼吸するのに疲れる。息を吐くたびにちょっと苦労するからだ。病床で横になっている患者にとって、意識がはっきりしていたらどれだけ苦痛なことだろう、とも思った。そして、マスクをつけずに空気が自由に吸える日々のことがふと懐かしく思えたのだった。

朝六時前に、私は疲れの中で目を覚ました。勤務交替の記録を書こうと思った時、第五床の患者は症状が急に悪化した。彼女の病状は楽観を許さなかった。彼女を引き受ける前から、既にＤＩＣ[1]（播種性血管内凝固症候群）の症状があったのだ。輸血、血小板とクリオの投与、薬物の調整などをして、家族の受け入れられる範囲であらゆる手段を講じてみたが、依然として予断を許さない状況だった。最悪の結末を想定して早めに家族にも連絡を入れておいた。今は最大の努力を尽くして彼女を救おうしている。アドレナリン[2]、アトロピン[3]、炭素水素ナトリウム[4]など、緊急措置で使える薬物はすべて使い、人工呼吸器のパラメータも可能な範囲で最大にした。

不幸なことに、彼女は、朝七時三〇分にこの世を去ってしまった。電話で彼女の夫に知らせた時、あの大の男が電話口で泣いてしまったのだった……。彼女の最期に一目会いたいと、そして形見として、せめて妻のスマホだけでも残しておきたいとお願いされたが、この特別な時期に叶えられるかどうかわからない。彼を慰めてあげたかったが、この時はどんな言葉もむだだった。これ以上話していると私も涙を堪えられなくなりそうで、急いで電話を切った。

まだやり残した仕事があったが、交替の時間が来たので日勤の友達に引き継ぐしかなかった。着替えが終わってホテルに戻った時は、すでに午前九時三〇分を回っていて、太陽が空高くのぼっていた。厚くて重いミリタリーコートを身につけていたので大汗をかいていた。朝食の時間にギリギリ間に合った。食べ終わると、今日がＺＡＤＡＸＩＮ(5)投与の最後の日だと、グループチャットから知らせが来ていたことをふと思い出した。私たちの組にいる程医師の友達の知り合いが金銀潭病院に寄贈してきたものだ。合わせて一四〇〇本あり、一本につき五〇〇元ほどもする。私たち上海医療チームには四〇〇本割り当てられたが、これは現場で働く医療従事者の免疫力を向上するためであった。

他の物資はまだこちらへ来る途中である。医療チームのグループチャットでは、なるべく物を持参しようと呼びかけていた。私が持ってきたのは、友達からもらった換気口付きの３Ｍマスクである。また、仁済病院の名で上海湖北省支援医療チームに四箱寄贈した。

スマホを見たら、今朝未明、ＷＨＯ（世界保健機関）が、肺炎を引き起こす新型コロナウイルスの感染拡大を、国際的に懸念される公衆衛生上の緊急事態と宣言したことがわかった。それでも私たちはためらうことなく、心を合わせて志を一つにし、最大の努力を尽くしてこの防疫戦に勝利する。そうすればわが国にもたらすダメージを最小限に軽減することができると、私は固く信じている。

（１）　クリオプレシピテート（略称　クリオ）は、新鮮凍結血漿を融解する時の沈殿部分で、第Ⅷ因子が血漿の数倍に濃縮されており、止血効果があると言われている。

（２）　アドレナリンは心筋の収縮を促進して血糖値をあげる効果があるという。

（３）　アトロピンは胃腸管の緊張を低下させ、運動を抑制するほか、心筋に働き心拍数を増加させる効果があるという。

（4）医薬品としての炭素水素ナトリウムは、胃酸過多に対して制酸剤として使われるほか、胃液の分泌を促進する効果もあるという。

（5）ＺＡＤＡＸＩＮ（中国語名　日達仙）は、慢性Ｂ型肝炎の治療薬として使われるが、免疫力の向上の効果もある。

二月一日　ウイルスに情けはないけれど、人間にはある！

今朝、レストランで彼に出会った。夜勤が終わったばかりで、憔悴しきっているような顔だった。わずか数日の間で彼はもう四〇時間も働いている。

二月一日、湖北支援の八日目。武漢の天気は、晴れのち曇り。

今日は何事もなく、休みの日だ。気持をリセットして、固まった関節を動かすことができる時間ができた。ホテルの部屋の中で行ったり来たりして、筋肉を鍛えてみた。ドアから窓辺のソファまで、歩幅が大きいと一三歩、小さいと一五歩。距離が近いから体操は無理。何回も往復してちょっとめまいがしたが、今は部屋の中だからマスクをつける必要はない。部屋を出れば、ホテルの中を歩くにもマスクをつける必要がある。マスクを浪費しないように部屋にこもることにした。

今日は、上海市衛生健康委員会から緊急調達してきた医療用の防護物品が到着する。昨日、モーメンツでの「援助を求める手紙」がみんなの関心を引きつけた。多くの友人が私たちを心配してくれて、私に連絡をくれ、援助を提供しようと言ってくれた。

鄭軍華リーダーの要求に応じ、上海医療チームは最高レベルの防護措置を取った。特に感染エリアに入る医療者たちは防護用品のニーズがさらに大きいので、物資が非常に不足している。幸い、上海市はすぐに物資を調達してきてくれて、焦眉の急がやっと解決できた。

午後、北三楼の医者グループからメッセージがあった。防護措置が整った状況下での、初の気管挿管が成功したのだ。次は、ECMO（体外式膜型人工肺）技術がまもなく行われることになる。チャットでは、ECMOに詳しい看護師を募集している。私たち上海仁済病院の呉文三《ごぶんぞう》看護師は、経験豊富なECMOの指導者だ。これから彼の仕事はもっと忙しくなっていくだろう。

今朝、レストランで彼に出会った。夜勤が終わったばかりで、憔悴しきっているような顔だった。わずか数日の間で彼はもう四〇時間も働いている。特別看護のために今夜は残業してECMO患者の世話をするように、との電話を受けたそうだ。これは二日連続で高い強度の夜勤を担当することになったという意味だ。私には身に染みて彼の忙しさと憔悴がわかる。彼はこれから忙しくなっていく一方である。仕事が続けられるよう心から願いつつ、どうか自分の体にも気をつけてほしいと思う！

今日は上海市奉賢区センター病院の蔣恵佳先生の誕生日。夜七時、仕事のない医療者たちはホテルのレストランに集まり、彼女の誕生日を祝った。バースデーケーキを一緒に食べ、忘れ難い誕生日を共に過ごした。チームリーダー補佐の張明明《ちょうめいめい》先生の言葉を借りると、「焚き火はないが、スマホで彼女を夜中照らしてあげよう。美しい音楽はないが、私たちの歌声は最も美しい楽譜だ」。

ウイルスに情けはないけれど、人間にはある。私たち第一陣湖北支援医療チームは温かい家族なのだ。メンバーのことを第一に考えてくれるリーダー、いつも最前線に立つグループ長、心を合わせてウイルスと戦う医療者、真面目で責任感のある後方勤務の先生がいる……ウイルスを前にして、私たちは何も恐れない。

二月二日　上海医療チームによる初の気管挿管とＥＣＭＯ操作

病院の環境がますますきれいになり、壁に操作マニュアルと電話番号などを書いた紙が貼られ、連絡がより便利になり、操作もスムーズになってきた。隔離病室と医師のオフィスの間でも、スマホで連絡を取ることができるようになった。こうして、病室の情報はいつでもウィーチャットを通して、写真の形で送れるようになった。

二〇二〇〇二〇二、愛情たっぷりの対称日だ[1]。武漢、大好き！　上海、大好き！　中国、大好き！

今日は湖北支援の九日目。空がどんよりと曇っており、小雨が降り始めたが、私の心は依然として熱いままである。

昨日、陳徳昌主任は、チームの中のＩＣＵの専門家を率いて、隔離病室で何時間も費やして、武漢において上海医療チームによる初の気管挿管とＥＣＭＯ操作をなしとげた。私は上海医療チームのことを心から誇りに思う！

ＥＣＭＯ操作は、医療者にさらにハイレベルの防護が必要になる。隔離病室に入った全員がゴーグルをつけなければならない。

昨日、私たちのグループに、新型肺炎の危篤患者が搬送されてきた。まだ四四歳だが、かなりの重

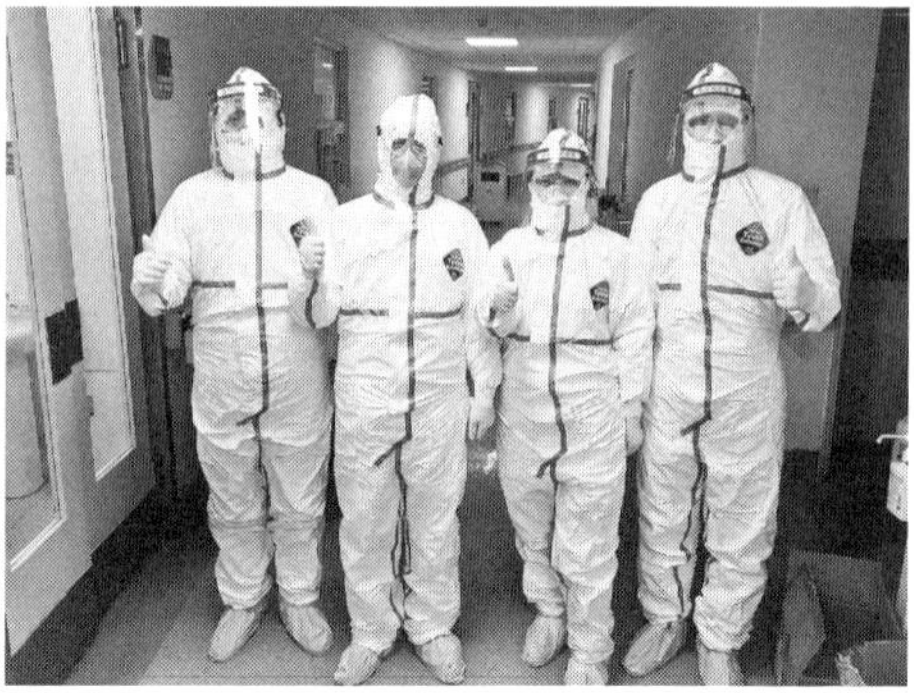

がんばろう！　がんばろう！

症だった。熊維寧《ゆういねい》主任は、患者に病状の変化があって挿管が必要な場合、ぜひ私に知らせるように、私が挿管を行うから、と言った。三楼重症組の副組長として、熊主任はいつも私たちのお手本だ！

今日は回診の仕事だ。防護物資が比較的不足している今は、私の任務は日勤の医師の資料作りへの協力で、隔離病室には入らないことになった。病院の環境がますますきれいになり、壁に操作マニュアルと電話番号などを書いた紙が貼られ、連絡がより便利になり、操作もスムーズになってきた。隔離病室と医師のオフィスの間でも、スマホで連絡を取ることができるようになった。こうして、病室の情報はいつでもウィーチャットを通して、写真の形で送れるようになった。防護服の着脱の回数を減らし、資源の浪費を防ぎ、隔離病室の外でもいつでも直接患者の病状変化が把握できるようになり、みんなの力を結束させやすくなった。グループの知恵は無限なのだ。

午後、また、第一組のグループチャットからメッセージが来た。第一九床の患者は病気になったことでイライラするようになり、自分の呼吸器のマスクを捨てて、看護師の防護服を引っ張ろうとした。これは非常に危険だ。防護服が破れれば、医療者が汚染にさらされ感染してしまう可能性がきわめて大きいからだ。幸いなことにその看護師は男性で、体が比較的丈夫で、着ていたのも質の良い黄色い防護服だった。そして、長時間病気に悩まされているために患者の力も弱かったので、事故にならずにすんだ。他の六名の医療者が急いで助けに行き、やっとのことで患者を落ち着かせた。

確かに、ＩＣＵにいる患者は痛みを感じたり、不安だったり、イライラしたり、あるいは眠れなかったりとメンタルストレスを抱えている人が多い。この患者は以前から不安を感じ、イライラしていた。気持を安定させる薬も出したが、病状の変化で患者の血圧が下がったことで、その薬の量を減らしていた。このようなことが起こるとはまったく予想できなかった。

これからは、患者の不安を緩和するために、ＩＣＵグループの汪偉《おうい》先生から、ＩＣＵ鎮痛治療と鎮静法を学ぶ必要がある。安全な薬剤投与の方法を考えなければならない。その際患者の呼吸と血圧を妨げてはならない上に医療者自身の安全を守る必要もある。何しろここは感染病室なのだ。これは、私たち全員が立ち向かわなければならないチャレンジなのである。

（1）二、〇という数字の発音がそれぞれ中国語の「愛」「你」と似ていることから、二〇は「愛你」（君を愛している）の意味になる。よって、二〇二〇〇二〇二は「愛你愛你你愛你愛」であり、漢字の羅列で永遠の愛の意が込められる。

二月三日　何日も奮闘して、一筋の光が見えた

一連の操作が終わり、防護服を脱ぎ、新しいマスクと帽子に着替えられた時は、既に午後一時を回っていた。私たちはみんな全身びしょ濡れになり、汗まみれで髪と服が体にぴったりくっついていた。

二月三日、湖北省支援の一〇日目。今日は日勤。

朝、勤務交替の時、「君たち、患者転院の手続きを知っているか」と、周新教授がいきなり聞いてきた。みんな顔を合わせて、どう答えればいいのかわからず戸惑っていた。思い返せば、これまでこの病院には重篤な病人がひっきりなしに入ってくるばかりで、患者さんを他の病院に移したことはない。周新教授は患者転院のプロセスを詳しく紹介した後、「すぐに役に立つ知識だぞ」と言ってくれた。とても簡単な言葉だけれど、たくさんの希望が込められている一言でもあった。既に疲れ切っていた私たちの体も心も一気に奮い立った。

ＥＣＭＯを使う患者さんもいることから、陳徳昌教授にＥＣＭＯの知識を教えてもらおうとみんな次々と言い出した。何しろ、チームにはＩＣＵの医師の他に呼吸器科の医師も数多くいるのだ。誰もがみなぜひ勉強しておきたいという気持は変わらない。

看護師長によれば看護師チームではECMO看護の教育指導が既に始まったとのことだった。そうしなければ、ECMO専門の看護師に大変な負担をかけてしまう恐れがあるからだ。そこで、私の所属する仁済病院でICUを担当していた呉文三看護師さんのことをふと思い出した。彼はECMO専門の看護師だ。そのあまりにも忙しい仕事ぶりは、傍で見る私たちさえ心を痛めずにはいられなかった。能力のある人ほど忙しいというけれど、せめて自分の体には気をつけないと！

ECMOを使う患者を治療する際は、使い捨てのフェイスシールドだけでは足りない。だから私たちは言われた通り、病室に入る前、医療用のゴーグルをかけた上にフェイスシールドをつけることにしている。さらに、くもりを減らすためゴーグルをヨードフォアで濡らしておかなければならない。そのため私たち全員のゴーグルは黄色に輝いているのだった。防護グッズを一揃い、この作業だけでもゆうに三〇分はかかる。それに鼻につくような匂いのヨードフォア、通気性の悪い防護服、N95マスクの上にさらに二重にかけたサージカルマスク、ぼやけた視界、それが私たちの仕事の非常に大きな負担になった。

隔離病室に入ると、空いたばかりの第四床には既に他の患者さんが搬送されてきていた。三〇代の若い女性である。荒い呼吸、高い心拍数からしてかなりの重症だ。話し合いの結果、陳教授による気管挿管を行い、私が助手につくことが決まった。不安な気持、蒸し暑い防護服、挿管前のあれこれの準備作業などで、私はすぐ汗でびしょ濡れになった。

一連の作業が終わり、防護服を脱ぎ、新しいマスクと帽子に着替えられた時には、既に午後一時を回っていた。私たちはみんな全身びしょ濡れで、汗まみれで髪と服が体にぴったりくっついていた。

この時は、長時間隔離病室で働く看護師たちに頭を下げずにはいられなかった。本当に大変だった！ECMOをやった気分はどう？と以前、同僚に聞いたことがある。その答えは「熱中症だよ」だった。昼食の時間はもう終わっていたが、ひどく体力を消耗したせいで食欲もなくなっていた。午後四時になってやっと、きついきつい仕事の疲れから生き返り、昼ご飯も食べられるようになった。

ちょうどこの時、チャットに良い知らせがきた。第二九床の患者さんが軽症室に移されたとのことだ。何日もの有効な治療を受けて症状が回復傾向になり、酸素摂取がなくても九五％の酸素飽和度を維持できるようになっただけでなく、この前の新型コロナウイルスPCR検査の結果も陰性だったし、ホルモンと抗生剤による治療も終わった。もう一回PCR検査が陰性だったら、まもなく退院できる。どうりで今日の回診時に、彼から感謝の気持が伝えられたわけだ。さらに、医療チームにありがとうの手紙を書きたいとも言ってくれた。

今日はとても充実した日だった。またとても疲れた日でもあった。いろいろ勉強になったし、防護グッズのセットで「熱中症」気分にもなれた。気管挿管も行ったが、症状が改善するようなグッドニュースもあった。何日もの奮闘のおかげで、やっと、成功の光が一筋、見えるようになった。

二月四日　乗り越えられない冬はない

一週間前から、ホテルはセルフサービスとなっている。トイレットペーパー、ティッシュ、ボトルウォーターがエレベーターの前に置いてあり、必要となったら自分で取ることになった。

二月四日、立春の日。湖北支援の一一日目。

第一陣上海湖北支援医療チームは、「蔣Ｔｏｎｙ湖北支援理髪ファストショップ」(1)を開業した。無料！　ただし、ハサミは要持参。武漢に着いた初日から、私たち医療チームで、長い髪を切った女性医療者が次々と現れた。「壮士、腕を断つ」というのだから、戦士も髪を断つのです！　これは、ぜひ勇往邁進していくという決心の証しである。長い髪は手入れが面倒で汚染されやすいから、多くの医療者が思い切って髪を短く切った。非常時で美容室が開いていないから、自分でなんとかするしかない。私たちの中では、「王先生」と「蔣Ｔｏｎｙ」の二人が最も仕事ができる。それぞれ長い髪と短い髪の担当だ。みなにより良いサービスを提供するために、バリカンまで購入し、男性のお客様にもサービスを届けようとしている。どうやら、この「理髪ビジネス」を続けていきたいようですね。

今日、朝食をとろうと一階に行ったら、エレベーターのケージごと、またエレベーターの一階の入

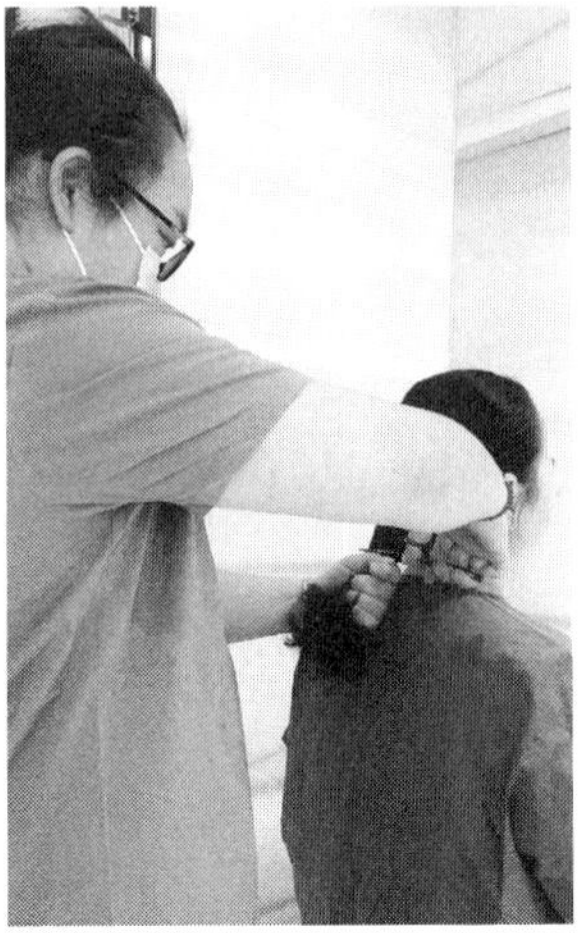
散髪中の Tony 先生

口に、ティッシュが置いてあったことに気づいた。「使い捨てのエレベーターボタン洗浄専用紙」と書いてあった。ホテルは既にフル稼働になり、スタッフや掃除係の人手不足が深刻だ。ホテルに泊まっているのは、金銀潭病院の仕事から帰ってくる医療者ばかりで、防護措置にさらに気をつけなくてはならない。そして、一週間前からホテルはセルフサービスとなっている。トイレットペーパー、ティッシュ、ボトルウォーターがエレベーターの前に置いてあり、必要なら自分で取ることになった。シャンプーなども各部屋に配られており、部屋は週に一回掃除されることになった。レストランの入口の前に消毒用のハンドソープがあり、出入室ごとに、手を消毒しなければならない……この一連の操作で、スタッフと医療者との接触を減らし、それぞれの身の安全を守ることができる。

今日は「中班」だ。六時間にわたり、飲まず食わず、そしてトイレに行かず、というのはまだ大丈夫。心身とも疲れているのはまだ我慢できるのだが、患者とその家族のことを思うと、どうしても気分が滅入ってしまう。私たちの担当する第六床は中年の男性で、彼の家族が病状を聞こうと電話をかけてきた。多臓器不全の症状が出たので病状があまりよくないことを彼女に伝えた。電話してきたのは彼のお姉さんで、その母親も金銀潭病院で治療を受けているそうだ。ぜひ彼を救って下さいとお願いされたが、遠回しに覚悟はしておかれるように、と伝えた。

私たちの第五床の患者は他界してしまった。とても早かった。電話の向こうにいる親族の嗚咽の声を聞いて、私の心は折れそうになった。六〇歳の女性だった。直腸がんの手術後に感染してしまった。そのがんではなくて、憎むべき新型肺炎によって命が奪われたのだ。電話の向こうの彼女の夫は、どうして、一体どうして、と泣きながら叫んでいたが、彼は他の病院で隔離されており、妻の最期を見届けることができなかったのだ。娘とその夫は杭州に住んでいて、武漢まで来られない。最終的に一連の手続きを親戚に頼むしかなかった。この新型肺炎の中で、どれほどの家庭がこんな不幸を経験していることだろうか！

　仕事が終わり、ホテルの隣の武漢リビングの明かりがついていることに、帰る途中で気づいた。ホテルに戻ってスマホを見たら、武漢市が三つの方艙《ファンツァン》(2)病院を昼夜兼行で建てたと知った。病院の建てられた武漢リビング(3)では、軽症患者を収容するために二〇〇〇のベッドが用意された。ホテルから金銀潭病院まで歩いて一〇分だが、武漢リビングまでは五分もかからない。チームは、出勤のルートを変更して武漢リビングを避けるようにと要請した。部屋の中でも武漢リビング向きの窓を常に閉じるようにとも言われた。

　今日は立春だ。乗り越えられない冬はない。春はきっとやってくる(4)！　春は既に来た。夏はまだ遠いかな。武漢大学の桜、武漢の人と車が行き交う活気に溢れる街がとても楽しみだ。それに黄鶴楼に登って長江の景色を眺めないと……。

（1）中国ではＴｏｎｙという名前をつける美容師が多く、人々は面白がって美容師のことを「Ｔｏｎｙ先生」と呼んだりする。

（2）「コンテナ病院」のことを指す。武漢リビング方艙病院（中国語「武漢客庁方艙医院」、英語“Wuhan Living Module Hospital”）は、中国国家衛生健康委員会および湖北省が、新型肺炎の対応のために建設した臨時医療施設のことである。展示会会場などを利用して主に新型肺炎の軽症患者を受け入れていた。二〇二〇年二月七日に使用開始して、三月七日に患者数がゼロになって八日に閉鎖した。

（3）「武漢リビング」は武漢市漢口金銀潭に位置する商業集積地で、大きな展示会会場や、劇場、博物館などがあった。

（4）原文は「没有一個冬天不可逾越、没有一個春天不会来臨」。二〇二〇年二月四日立春の日に、「央視新聞」のウィーチャットアカウントに、この言葉と共にある医療者がマスクを脱ぎ、春の息吹を楽しんでいる絵を発表した。以来、この言葉が、新型コロナウイルスに勝ち抜くための人々の心の支えとなった。

二月五日　ここで、チャイナスピードを目撃する

春は本当にやってきた。枯れて黄色くなった道端の草むらから緑が見え、枝の先に花の蕾やほころんでいたりする早咲き桜があった。ピンク色の花、萌黄色の草だった。

二月五日、湖北支援の一二日目。武漢はきれいな日差しを見せた。

今日は夜勤だ。夜の六時から翌日朝の八時まで、合わせて一四時間働かなければならない。まずホテルでよく休憩をとり、体力を温存する必要がある。

部屋の窓は閉めているが、隣の武漢リビング(改築中の方艙病院)から、建築の材料が地面にぶつかる金属の音が聞こえる。この前は人の気配はまったくなかったが、今眺めてみると、人々がひしめき、車が行き来しており、一気に活気に溢れるようになった。

中国の人民はどれほど勤勉で勇敢なのだろう！　一〇日ほどの間に、火神山《かじんさん》病院、雷神山《らいじんさん》病院(1)を建設し、今は、この三つの方艙病院を急ピッチで建設している最中だ。主に軽症患者を収容して隔離し、汚染源を断ち切るのが目的だ。私はここで、チャイナスピードを目撃した。中国の人々が心を合わせて力を一つにしようとする決心も目の当たりにすることができた。

昼食の後、ホテルの外で日光浴をしたいと思った。春は本当にやってきた。枯れて黄色くなった道

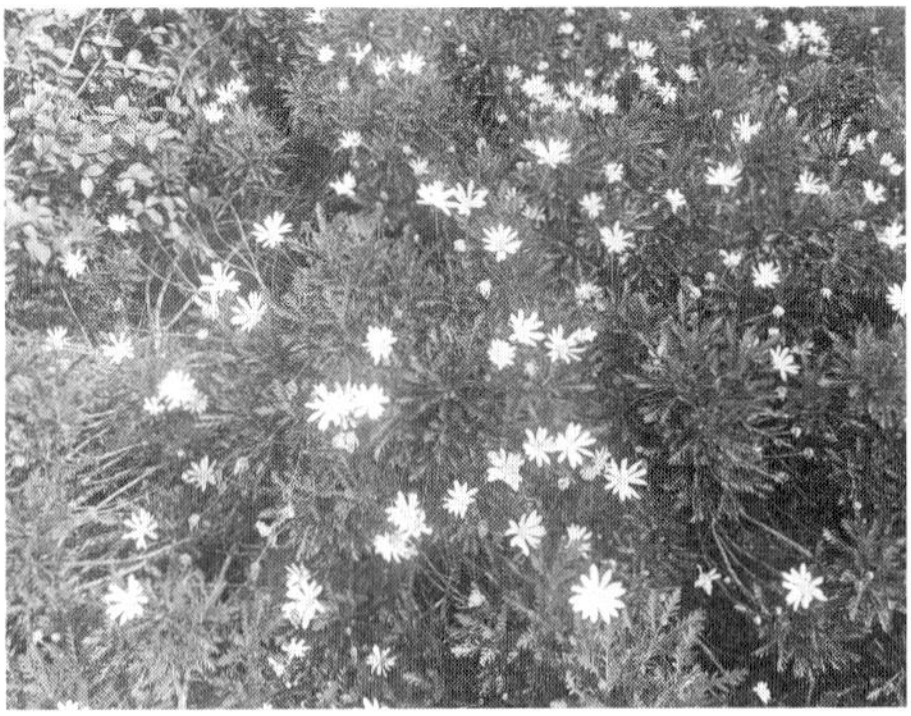

春の便り

端の草むらから緑が見え、枝の先に花の蕾やほころんでいたりする早咲き桜があった。ピンク色の花、萌黄色の草……、春の息吹は枝の先に溢れている。突然気分がウキウキしてきた。

昼ご飯の時、陸軍部隊の医療者が増えただけではなく、警察官の姿もあったことに気づいた。改築中の方艙病院も、警察の方々を必要としているのかもしれない！

食べ終わった後、武漢三院で援助している仁済病院の同僚、余《よ》躍天《ようてん》医師と少し話を交わした。かれらもとても疲れているそうだ。彼は昨日日勤で、朝から夜の一〇時半までずっと働いていたらしい。その間、朝食しか食べる余裕がなかった。仕事の強いプレッシャーとメンタルストレスのせいで、食欲がなくなってきている。一〇時間以上N95マスクを着けたままだから、彼の顔には深々と痕がついて、鼻には腫れ物もできていた。今日は彼も夜勤になったが、昼間はやはり病院に行くことにしたとのこと。昨日やり残したことを片付けるためらしい。今朝、記者のインタビューを受けた時、彼は思わず涙をこぼしてしまったそうだ。自分の辛労のためにやりきれなさを感じたのではなく、武漢の人々が味わった痛みのためだったそうだ。

今日、彼は一二時間の夜勤をしなければならない。私は一四時間の夜勤だ。互いにグッドラックであるように応援し合った。互いのことを見守り、一緒に武漢での夜勤をがんばろう！

（1） 火神山病院は、武漢市蔡甸区知音湖大道に、雷神山病院は、武漢市江夏区強軍路に建設された、新型コロナの患者を収容する専門病院。

二月六日　社会全体が私たちを支えてくれている！

武漢に着いてから、私の睡眠は既に細切れなものになってきた。だが、このような細切れの睡眠でも、疲れをとることができた。

二月六日、湖北支援の一三日目。武漢は春雨がしとしと降っており、早春の空はやや寒く感じた。昨日の夕方六時から夜勤を始めて、今朝ホテルに戻ったのは一〇時を回っていた。この一六時間にわたった夜勤は、私の生涯でいちばん長いものだろう。しかも一切飲まず食わずだった。

夜勤の前半は、この上なく忙しかった。患者の収容、病歴の記録、死亡患者のカルテの整理……、こういうのは久々だ。ちょっと腕が鈍った。検査レポートを一枚ずつ印刷して、しっかり貼り付けてから、カルテの最初のページを記入する。ここでは、一人でいろいろな身分になることができる。私はオフィスを消毒する掃除係だったり、入院を担当する医師だったり、主治医だったりするのだ……。私たちが病室に入る前に、医療管理では必ず一八項目の核心制度に則って行動するようにと、前に鄭リーダーが強調していた。カルテの記入はその重要な一環だ。

夜明けの頃がとても耐え難かった。当番の四名の医師のうち、おそらく私は多く睡眠がとれたほうだ。少なくとも、何かにもたれて居眠りができて、疲れがとれたのだから。

武漢に来て以来、私は細切れ睡眠になっていたが、細切れの睡眠でも、どうにか疲れをとることができた。しかし、同じ組の李医師は、昼間に睡眠が補給できない（ルームメイトの子が昼間に休憩をとるからだ）。彼女は夜に睡眠薬を飲んで眠るようにするしかなかった。

私たちの組には重症患者が多いので、仕事も多い。組のメンバーを少し眠るようにさせ、自分は主任オフィスに残り、トランシーバーを近くに置いて、いつでも病状の変化に対応できるようにした。今回は条件が改善した。ここに入る前に、紫外線で消毒しておいた座り心地の良い椅子を見つけ、綿コートを着て、左に暖房、右に陰イオン消毒器を備えるようにしたのだ。今日は頭を働かせて、靴下を二枚はくことにした。これで体が暖かくなり、心の中でも安心感が高まった。N95マスクを七時間も着けていたせいで、ぴったりと密着した後の耳が痛くてたまらなかった。サージカルマスクに換え、呼吸もスムーズになった。外のポツポツと雨の降る音を聞きながら、何かやり残したことがないか考え、何度か深呼吸をして、気持をリラックスさせた。看護師はおよそ一時間ごとに当番医師を呼ぶことになっている。私は、細切れに睡眠を取りながら、病状の変化に元気を出して取り組むことができるようになった。

六時過ぎ、当番の仲間たちが全員目を覚ました。ちょっと聞いてみたら、横になっても一晩一睡もできなかった人がいたり、一時間しか眠れなかった人がいたりした。きっと、プレッシャーが大きいので睡眠の質も悪いのだろう。みんなが起き上がり、オフィスを一緒に消毒し、パソコン、キーボード、マウスなどにも消毒液を噴いてから、消毒用のアルコール綿で拭き、壁に貼ってある表に消毒した者の名前を書いた。これも私たち夜勤の医師がやらなければならない仕事だ。これで、当日仕事を引き継ぐ同僚たちに比較的汚染の少ない環境を提供できる。

八時に勤務の交替が終わり、鄭リーダーから、みんなを元気づけるいい知らせがあった。まもなく可視化の監視機器と回診用の人工知能ロボットが届くそうだ。そして、昨日は三〇〇着もの防護服が送られてきた。私たちの装備はさらに充実するようになったとのことだ。病室に年の若い危篤患者が二人もいて、救命のためになるべく早く気管挿管を行う必要があるのだが、周新組長と熊副組長がどちらが挿管するか争っている様子を見ると、まるで新型肺炎の患者への挿管にはまったくリスクがないかのように思えてくる。今日の午後、中央督導組(1)の専門家が指導に来て仕事を監査することになった。組のリーダーたちのプレッシャーもかなり大きいようだ。

ホテルに戻って朝食をとり、シャワーなどが終わった時には昼の一一時を回っていた。まだ元気があるので、水分、ビタミンC、お茶、黄耆《おうぎ》などを大量に補給することにした。私にもなかなか考えがあるのよ(笑)。

午後二時に目が覚めた。ごちそうの時間だ。喜茶(HEYTEA)がやってきたとグループチャットの知らせが来た。これは上海で長いこと並ばないと飲めないタピオカの人気店だが、いま私たちのところには毎日届くようになった。これからもある。フェレロ・ロシェ(FERRERO ROCHER)のチョコレート、ティッシュ、使い捨てのバスタオルセット、女性のためのフェイスマスク……。

私たちの後方勤務隊はまるでタニシ娘(2)のようだ。雨が降ると、部屋のドアの前の収納箱に傘が置いてあった。寒くなると、各サイズの肌着、綿コート、ミリタリーコート。手にひびがあり、肌荒れするとスキンケア用品がもらえた……私たちはただやるべきことをやっているだけなのに、全社会が私

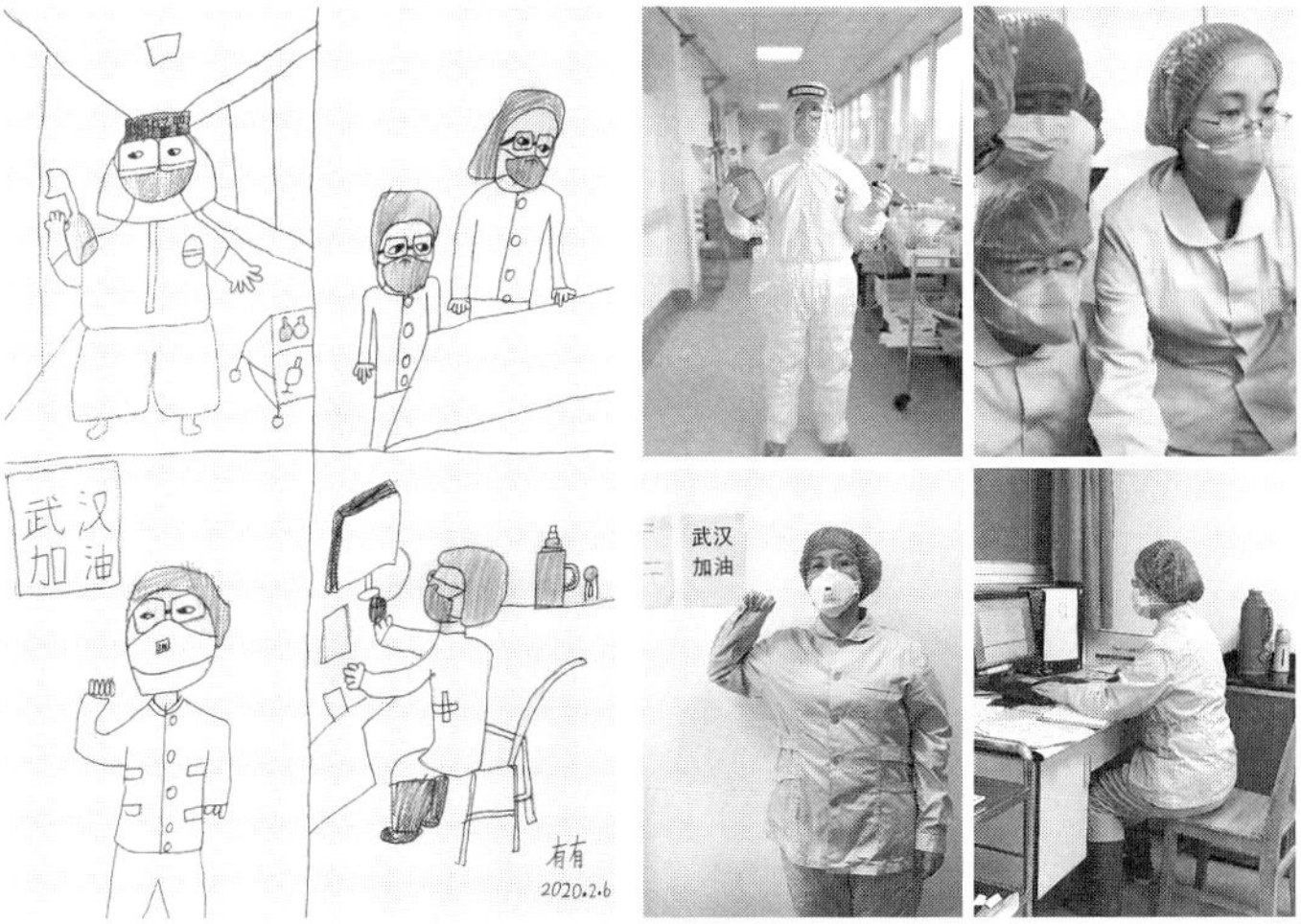

姪の娘「有有」が描いた絵と元になった写真

たちのことを支えてくれて、いろいろなかたちで後顧の憂いを解決してくれた。

まだ時間があったのでウィーチャットのメッセージを確認した。家族のグループチャットに、私のために絵を描いてくれた子がいたのだ。六歳にもならない子どもが今回の疫病に、そして武漢にいる私に関心があるなんて思いもよらなかった。私の家族はみんな故郷で私のことを心配し、思ってくれているのね。出発前、この子はまだ上海の崇明にいて、家庭内のグループチャットを通して、「舅おばさん(3)、体に気をつけて元気で帰ってきてね」と言ってくれた。本当に素直な子。絵も上手に描いてくれた。これで、夜勤後の自分がまた生き返ったような気がした。

隣の武漢リビング方艙病院は形が見えてきた。その外には板敷きの簡易部屋があった。雨はまだやんでいない。労働者が雨にも負けずがんばっている。風雨の後には虹が見えるといいな。

(1)「中央巡回督導組」のこと。中央政府の統一的な手配に従い、一四の組に分かれ各地の様々な政府機関に赴き、仕事の状況を考察し指導する。

（2） タニシ娘は、中国福建省福州市の民間伝説の何でもできる主人公。『捜神後記』巻五にその初出が見られる。

（3） 長江デルタ地域の方言では、「舅婆」は母方の祖母のことを指す。

二月七日　防護服の下の私たちもきれい好きなのよ！

今日は休みだ。午後は手を挙げて、ボランティアの活動に参加した。微力ながらも医療チームのために役立ちたかったから、物資を配る手伝いをした。

二月七日、湖北支援の一四日目、曇り。

昨夜から今日にかけて、モーメンツの友人たちは、亡くなられた李文亮《りぶんりょう》(1)医師に哀悼の意を捧げていた。李医師はヒーローだ。しかし彼はヒーローになりたかったのではなく、普通の幸せな人になりたかっただけかもしれない。

亡き人は何をも恐れず、責任を担ってくれた。私たちも普通の人間であると同時に、この「普通」の英雄を銘記し、医者としての使命と責任を背負いながら、引き続き前へ進まなければならない。希望を失わず、心と力を合わせていけば、この負けてはいけない「ウイルスとの戦い」を共に勝ち抜くことができる。

昨夜、上海交通大学病院からの連絡で知ったのだが、ある学生の父親が新型肺炎に感染してしまったとのことだ。この学生は琪ちゃんという武漢人だ。冬休みに家に帰ったら父親が感染してしまったことがわかったそうだ(幸いなことに軽症だったという。昨日から漢口の武漢リビング方艙病院に入院している)。一〇日ほど前から琪ちゃんにも発熱があったが、胸部CT(コンピュータ断層撮影)検査の結果では問題はなかった。今は熱が下がり、体のだるさ以外の症状はないという。

私は琪ちゃんに連絡した。彼女を励まして元気づけ、また医学面でも助言をした。私にできることは限られているが、彼女には、上海交通大学病院の先生と学生のみんながついており、「私たちはいつでもあなたの味方です。気を強く持って下さい。あなたとお父様の一日も早い回復を願っています」と、彼女に伝えた。今回の経験を経て、彼女はこれから立派な医者に成長していくだろうと、私は信じている。

朝ごはんの時、夜勤が終わって出てきたグループリーダーの劉さんに会った。彼の話では、昨日の気管挿管は周新教授が担当したという。今年六七歳の周教授は、徳が高く人望が厚い先生で、肺炎の流行が起こって以来ずっと最前線で戦っている。こうした先生の医者としての使命感には敬服せずにはいられない。

今日は休みだ。午後は手を挙げてボランティアの活動に参加した。微力ながらも医療チームのために役立ちたかったから、物資を配る手伝いをした。医療物資の他にも、いろいろな生活用品もあった。いっぱいに詰め込まれた物資の中に、上海の某グループが医療チームに寄贈してきた二〇〇〇着もの防護服を目にした。私たちの防護物資はますます充実してきた。また、熱心な杭州の企業が寄せてきたスキンケアのグッズの箱にはこう書いてあった。「きざむ痕君の顔にし印しけり、我々にこそ心や痛め!(2)」と。みんなが心を一つにしている。いろいろな化粧品を送ってくれたのは、医療チームのメンバーが毎日消毒液、ハンドソープ、医療用手袋の中のタルカムパウダーで手が荒れてしまい、また、長時間マスクをつけているために顔に痕が刻まれたことを知って、思いやって下さったことなのであろう。

厚くて重い防護服の下に隠された顔も、前はきれい好きだった。物資を配っていた友達が面白がって、「化粧品を配ると知らせたら、時間のある人はみんな、男女を問わず必ずもらいに来るよ！」と言った。どうやら時間や場所を問わず、誰にとってもイメージとは大事なものなのね。

終わった時には既に午後三時を回っていた。いいお知らせがある。専門の「Ｔｏｎｙ先生」のサービスを楽しめるとのことだ。私たちがいるホテルでの初めてのお客は、幸運にも私だったのだ。この「Ｔｏｎｙ先生」は以前美容師だったが、その後救急車を運転することになったので、医療従事者だとも言える。医療チームのメンバーが散髪に困っていることを知り、自発的にサービスを提供してくれたのだ。今日の午前中、他のホテルの三〇名ほどの髪を切った後、午後はまた消毒済みのグッズを抱えてこちらへやってきてくれた。彼は、この二日間ずっとボランティアで、一日で六〇名以上もの髪を切ったらしい。

理髪活動の途中で、「Ｔｏｎｙ先生」がとても申し訳なさそうに言った。バリカンの充電器を持ってくるのを忘れたので男性はあと数名しかできないそうだ（女性はハサミで切っている）。なんと四番目に並んでいた陸軍隊員が、充電器もバリカンもあるから持ってくるよ、と言い出した。今の特別な状況で、かれらはみな自分で髪を切っているそうだ。頭に碗をかぶせ、碗からはみ出た髪を全部バリカンで切り落としてから碗を外して、隠れていた碗の中の髪をハサミで自分で切っているとのこと。長さは揃っていないけれど、軍帽をかぶれば外から見えないから大丈夫、と言っていた。本当に驚いた。

散髪が終わると、「Ｔｏｎｙ先生」を引き留めた。彼に感謝したかったからだ。ホテル側も彼を夕食に誘った。そのついでにまた他のメンバーの髪も切ってくれた。これで、私たちのチームの中の「女性Ｔｏｎｙ」は、ネットで購入したバリカンがなかなか届かないのを心配する必要はもうなくなった。

深夜、隣の武漢リビング方艙病院の明かりがついていることに気づいた。きっと、もう患者が入院しているのだろう。願わくば、武漢の人々が幸運でありますように、そして、私たちみんなが無事でありますように。

（1）　李文亮（一九八五―二〇二〇年二月七日）は遼寧省出身、武漢大学臨床医学科卒業、共産党党員。武漢市中心病院の眼科医を務めた。二〇一九年一二月三〇日、社会に防護の警報を発令したことから、疫病の「ホイッスルブロワー」と呼ばれた。翌年一月三日、「ネットに虚偽の言論を流した」との訓戒書に署名。八日、診察時に原因不明のウイルス肺炎を患った患者に出会い、感染。一〇日、自身に咳や発熱などの症状が現れ、その後病状が深刻に。二月一日、症状は陽性と自分のブログで発表。七日、全力の救助も空しく死亡。三月六日、国家衛生健康委員会、人的資源と社会保障部、国家中医薬管理局は李文亮に「全国衛生健康系統新冠肺炎疫情防控工作先進個人」の称号を授与、四月二日、烈士とされ、二〇日、第二四回「中国青年五四賞」が追授された。

（2）　直訳すると「あなたの顔に刻まれた印痕は、私たちの心を痛める」の意。

二月八日　いつも以上に家族を思う、元宵節に

医療者のグループチャットから、北二楼軽症病室の患者たちが連名で書いた手紙の写真が送られた。「武漢を支援する上海抗疫医療チームの医療者全員、元宵節《げんしょうせつ》おめでとうございます！」と書いてあった。

二月八日、湖北支援の一五日目。今日は正月一五日だ。

今年の元宵節は、「火樹銀花合し、星橋鉄鎖開く(1)」のように賑やかではなかったが、驚きと喜びに溢れる一日だった。

今日は回診の日だ。定時に仕事を引き継いだ。各組の病床はほぼ埋まっている。病室はいつもそうだ。軽症病室に移されたり、不幸に亡くなってしまったりするが、空いているベッドがあればすぐに埋まる。新型肺炎の流行中は、武漢病院のベッドは特に不足している。

鄭リーダーはいい知らせをもたらしてくれた——回診ロボット「白ちゃん」がやってきたそうだ。「白ちゃん」は兄弟で、上海から遠路はるばるやってきた。一体は武漢三院にいる上海第二陣湖北支援医療隊が使い、もう一体はこちらで使うことになった。疫病が終わった後でも、「白ちゃん」兄弟はここに残り、金銀潭病院でサービスを続けていくことになった。

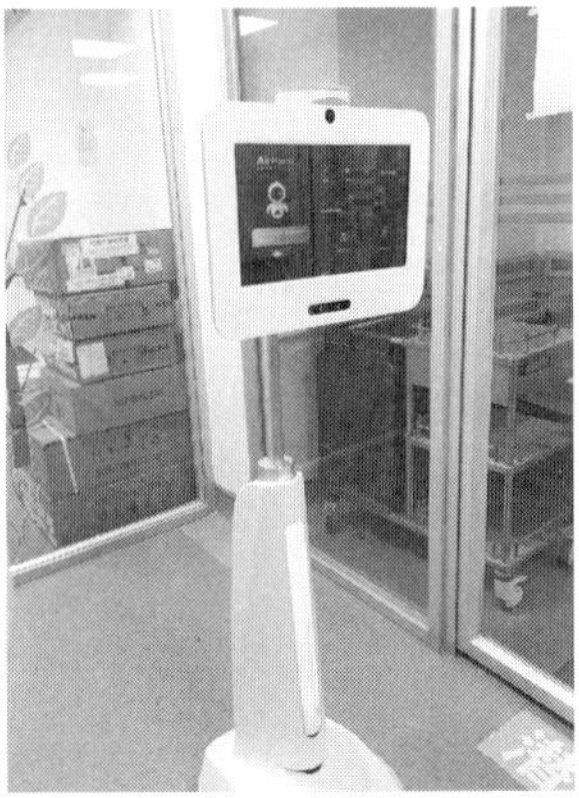

回診ロボット「白ちゃん」がやってきた

「白ちゃん」にできることはたくさんある。主に隔離病室で働くことになった。医師は彼を通して、患者とビデオ通話をし、病歴を聞き、話を交わし、メンタルケアを行うことで、患者の状況をより直観的に把握できる。こうして、患者と医師との接触を減らし、防護服の必要のない損耗を避けることができるのだ。

また、5G会議のビデオシステムの設備も届いた。隊長補佐の張明明さんが忙しく設備を調整していた。午前中、ビデオ喉頭鏡も送られてきた。急いで取り付け、さっそく治療に用いることになった。

鄭リーダーは、みんなの仕事をとても満足に思っている。ここ半月のすり合わせによって上海五二の病院からやってきた医師と医師の仲も医師と看護師の仲も、徐々に打ち解けるようになった。ここでの仕事の流れと環境にもますます慣れるようになり、治療もスムーズに行われるようになった。これから私たちがもっといいパフォーマンスができるように願っている。

あっという間に午後になった。金銀潭病院の党委[2]の指導者が花束と団子を持って見舞いに来てくれた。病院を代表して、上海医療チームの支援に感謝と見舞いの意を表した。オフィスにいる医療者全員が、気持をこらえきれず、一緒に『私と私の祖国』という歌を歌い上げた。最後に、全員で「武漢がんばろう！　中国必勝！」と宣誓し、余韻が部屋の中に漂っていた。これは、私たちが疫病に勝つための決意を込めた宣誓なのだ。

部屋に戻ろうとエレベーターに乗った時、一人の軍人に出会った。彼は長方形の箱を床に置いていた。私は興味津々でそれを見ていた。その後、軍人がエレベーターを出たが、箱を残していった。忘れ物よと注意したが、なんと、その箱を動かさないで下さいと言われた。「まさか時限爆弾じゃないですよね」と冗談めかして言ったが、よく見てみたら微生物の濃度を測定するためのサンプル採取器だった。これまで自分たちこそ専門家だと思っていたが、部隊の軍医がもっと専門的なのだ。ホテルに泊まっているのは医療者ばかりで、毎日病院に出入りしている。さらに、ホテルの隣に武漢リビング方艙病院があるので、ホテルの微生物を測定しておいた方が必要な時に防護措置を整え、自分たちのことをよりよく守ることができるわけだ。

部屋に戻ると、医療者のグループチャットから、北二楼軽症病室の患者が連名で書いた手紙の写真が送られた。「武漢を支援する上海抗疫医療チームの医療者全員、元宵節おめでとうございます！」と書いてあった。これは元宵節の最もいいプレゼントだった。患者からの私たちへの信頼と祝福の気持の証なのだ。

夜、私たち医療チームにまた、ハッピーなサプライズがあった。二〇二〇東京オリンピックに向けて海外で合宿をしている中国国家卓球チームは、空いた時間を利用して、美団《メイトゥアン》(3)で私たちに温かいご飯と団子を注文し、見舞いの手紙も送ってくれた！「中国国家卓球隊の戦士たちの心はあなたたちと一緒にいます！『ウイルス』の戦場でも東京オリンピックの戦場でも、私たちは必ず勝つことができます！」と書いてあった。手紙の後ろに選手たちのサインがあった。コピーではあったが、それでもその親切さと温もりを倍に感じることができた。

今日は元宵節です。私たちは二〇二〇東京オリンピックに向けて、海外で合宿をして訓練を続けていますが、国内にいる家族のことを気にかけています。ウイルスと戦う最前線で昼夜奮闘しているあなたたちのことも、いつも注目し、心配しています。この過酷な戦いの中で、ためらうことなく人の流れに逆行して現地に向かっていったあなたたちは、私たち全員の心の英雄です！

この時、あなたたちにしてあげられることは限られていますが、温かいご飯と団子を送らせていただきました。ぜひきちんと食事を取り、自分たちのことをしっかりと守って下さい。

中国国家卓球隊の戦士たちの心はあなたたちと一緒にいます！「ウイルス」の戦場でも東京オリンピックの戦場でも、私たちは必ず、勝つことができます！

中国国家卓球隊

夜、仁済病院の指導者は私たちを見舞って元宵節を祝福してくれると同時に、前線にいる医療者の仕事と生活に対する上海市政府からの関心と見舞いの言葉を伝えてくれた。

元宵節には親を思う気持が倍になる。上海にいる家族と友達、同僚、上司のみんなに会いたい。私の仕事に寄せてくれたサポート、関心と愛情に感謝しなければ。指導者たちの関心と支持と思いやりを、本当にありがとう！　あなたたちのおかげで、武漢にいる私たちの後顧の憂いが解決できた。あなたたちで上海を守ろう！　私たちで武漢を守ろう！

（1）原文は「火樹銀花合、星橋鉄鎖開」で、唐代蘇味道の詩『正月十五夜』から来ている。元宵節の賑やかさを形容している。灯籠の飾りなどで木が火の樹のようで、灯籠が銀の花のように輝いている。見渡してみると、通りが灯火の川になり、それが空の銀河と相照らしながら、東西南北の通りの灯火の川とも照らし合っている。普段鎖がかけられて閉鎖されている洛陽城の「星橋」という橋も、この特別の日に開いたのだ、の意。

（2）党委は、中国共産党の各レベルの委員会のことを指す。

（3）「美団外買」の略称で、デリバリーを注文するネットプラットフォームのこと。

二月九日　ラクダみたいな私

この一〇時間以上、私は朝ご飯しか食べられなかった。自分がまるでラクダになったように感じた。食物と水が取れる時に大量に補充して体に蓄え、必要な時に貯めておいたエネルギーを利用するようになったからだ。

二月九日、湖北支援の一六日目。今日の武漢は日差しがきれいだ。

今日は日勤。班の編成の調整後、今日が初めての一〇時間に及ぶ日勤である。朝八時の勤務の交替時に、蔣主任が自分の所属している中山病院の「紐家マスク」を紹介した。これは、人工呼吸器を使う患者に向け、中山病院の紐善福教授がデザインしたものである。中国人の顔の形により合うようになり、顔との接触部分はシリコン素材を採用し、マスクの下には胃挿管の挿入口も設けられている。このマスクは患者をより快適にさせ、治療の効果を高めることができる(1)。蔣主任のグループの患者はすでにこのマスクを使い始めた。今は、私たちの病室全体に推進することを提案している。

鄭リーダーはいろいろと連絡してくれ、やっと上海肺科病院からノーズマスクを調達することができた。金銀潭病院には二日後に届くことになった。CPAP（持続陽圧呼吸療法）(2)の患者が食事をする時は、マスクを鼻カニューレに変えて酸素を吸うようにしなければならない。しかし、ここにいる危篤患者にとって、これだと酸欠してしまい、病気が他の臓器機能に負担をかけることになる。そのため、患者の食事時にはノーズマスクに取り替えたほうがいいとみなが提案した。そのほうが患者の食事に支障がないだけでなく、患者の酸欠時間も長くならずにすむ。今、私たちのチームでいちばんやりたいのは危篤患者の生存率を上げることだ。患者の立場になってものを考え、問題の解決にすべての手を尽くしたい。

鄭リーダーは最後に、今は仕事が安定するようになり、病室もやっと連日無事を保つことができるようになったので、患者のレスキューのほかに、これから時間があればいま入院している患者と前の死亡例の資料を研究してその法則を探り、よりよい治療法を探究してほしい、と言った。

お昼頃、周新主任が金銀潭病院の最新任務を伝えた。新しい患者を受け入れるため、各階に一一の病床が廊下に追加されることになったそうだ。午後、看護師さんたちは忙しくて休む間もなかった。病床、布団、酸素タンク、酸素調節器……と一つ一つ揃えなければならない。今夜から患者を受け入れることになるかもしれない。夜勤医師はもっと忙しくなる。

仕事が終わった時、外はもう暗くなっていた。夕食は夜六時三〇分までだったので、ホテルに帰り、早く食事をとるようにした。この一〇時間以上、私は朝ご飯しか食べられなかった。自分がまるでラクダになったように感じた。食物と水が取れる時に大量に補充して体に蓄え、必要な時にこの貯めておいたエネルギーを利用するようになったからだ。

今日のモーメンツ(朋友圏)に、武漢出征の上海医療隊のことが多く載っていた。今日、華山病院、瑞金病院から三〇〇人以上の医療者が武漢に出発し、武漢のいくつかの病院を整建制(3)の形でまるごと引き受けることになった。出征の医療者に対する敬意と心配がモーメンツに満ち溢れていた。仁済病院も緊急招集令を出し、可能な限り後続の出発に備えるようにした。武漢援助の新メンバーとなる多くの同僚が、古いメンバーである私に、ウィーチャットでいろいろ尋ねてきた。私は、防護用品と生活用品を含めた必要な物資のリストを作り、みんなに送った。ついでにいくつかの相談を受け、忠告も出した。なにしろ武漢の各地区、各病院で操作の流れが異なっているのだ。私たちは、患者の救命と同時に、まずいかに自分のことを守るかを学ばなければならない。

ウィーチャットのメッセージを確認すると、私たちのチームで、ある笑い話が起こったことに気づいた。休憩を取っている同僚の一人が、グループチャットで生活物資を配る知らせを見て、慌ててたらい一杯の洗剤をもらいに行った。帰ってきたらドアカードが無効になってしまった。彼女は洗剤をドアの前に置いて急いでフロントに行き、新しいカードを発行してもらって戻ってみたら、洗剤がなくなっていた。誰か親切な人が保管してくれたのだろうかと、彼女はグループチャットの中で尋ねた(私たち医療隊はしばらくの間、共産主義さながらの社会に入っていたから)。彼女はフロアを間違えていたのだった。物を他の人の部屋の前に置いたので、ドアが開けられなかったわけだ。その部屋の人は入口に物があるのを見て、親切な誰かがもらってきてくれたのかと思っていた。これで真相が明らかになった。みんなの笑いを誘い、ストレスの軽減にもなった。私たちの仕事は挑戦と危険に満ちている。このような生活の中のちょっとしたハプニングで、張り詰めた精神を少しほぐす必要がある。私たちはリラックスの方法を学び、心にゆとりを持ちながら、疫病に立ち向かわなければならない。

明日は上海の活動再開の日だ。モーメンツでは、「共にウイルスと戦い、上海を守り抜こう」という言葉に溢れていた。上海の同僚たちがいてくれて、私たちは武漢でがんばっていられる。あなたたちが上海のことを、家族のことを守ってくれるから、私たちに後顧の憂いはない。上海よ、がんばり抜きましょう！

（1） 原文は「依従性」、英語の Patient compliance/Treatment compliance で、服薬の迎合性を高めることができる、という意味。
（2） シーパップ（CPAP）療法ともいう。CPAP装置本体からエアチューブ、鼻マスクを介して気道内に陽圧をかけ、気道の閉塞を防ぐことにより、無呼吸を取り除く療法である。
（3） 整建制は、政府機関、軍隊の組織編成と行政区画などの制度の総称。

二月一〇日　ボランティア活動はメンタルストレスの解消法

午後はボランティア活動を続ける。これは、メンタルストレスの解消法の一つであり、すぐに気持をリラックスさせることができる。

二月一〇日、湖北支援の一七日目。武漢、曇りのち雨。

今日は休日。ルームメイトは午前四時から八時までの看護の仕事が入っているが、まぬけな私は、八時から一二時までの時間帯だと勘違いしてしまった。彼女が出ていったのを眠りの中でぼんやりと覚え、彼女の出勤からもうずいぶん時間が経ってしまったような感じがして、はっと目を覚ました。もう長い時間寝ていたと思って起きてみたら、まだ朝の六時半だった。上海医療チームの看護師たちの隔離病室での仕事の時間は、最初は六～八時間を一単位としていたが、今は四時間に変わった。これは、看護師長が軽症病室から人手を借りてきて、また上海から支援にやってきた看護師が増えてきたことのおかげだ。隔離病室で四時間も働くというのは、体力的に大きな試練だ。彼女たちは通気しない隔離服と防護服に耐えて、脱いだらいつもずぶ濡れになっていた。髪が濡れるだけではなく、頬にマスクの痕が深々と筋になって刻まれている。四時間といっているが、実際には一時間前に出発しなければならない。病院に着いたら防護服に着替えるが、少なくとも三〇分はかかる。人が寝静まる夜中の三時、彼女たちはいつも連れ立って行くようにしている。

昨日の午後、新しいベッドが設けられ、今夜から患者を受け入れていくことになった。条件に限りがあるので、重症の新型肺炎患者しか受け入れられない。すなわち酸素補給と薬だけを必要とする患者のことだ（私たちの目から見ればかれらは軽症患者の部類になるが）[1]。それでも医療者の仕事に少しストレスをかけることになった。新しく受け入れた患者は、酸素ボンベしか使うことができなかった。あまりにも急だったので、酸素ボンベスキューバの数が限られており、病院はそれほど多くのものを調達する時間がなかった。そのため、一つのスキューバに二つの気管を接続して、二人の患者に同時に酸素を提供することにした。こうすると、酸素ボンベ一本の量は、一日も持たなくなった。看護師が繰り返し交換する必要があり、介護以外の仕事がまた増えることになった。

重症患者は、それほど多くの危篤患者がベッドに横たわって人工呼吸器を頼りに呼吸している様子を見たら、きっとメンタルストレスになるだろう。自分の病状は方艙病院に入院しさえすればいい程度で、ここの病室には入りたくないと言う患者もいた。しかし、酸素の補給は彼の病気にとっていいことなのだ。これらの患者は、隔離病室廊下の病床に座り、酸素を吸いながらスマホをいじり、私たち医療者の一挙手一投足に関心を寄せている。まるで私たちの仕事を見張っているようだ。患者が回復して退院したら、『わが隔離病室の日々』という本が書けそうだ！

午後はボランティア活動を続ける。これは、メンタルストレスの解消法の一つで、すぐに気持をリラックスさせることができる。今日の任務は部屋番号を記入して、手術着を配ることだ。物資をもらった時のみんなの笑顔を見て、私の気持も晴れやかになった。誰も来ていない時に、一緒に物資を配

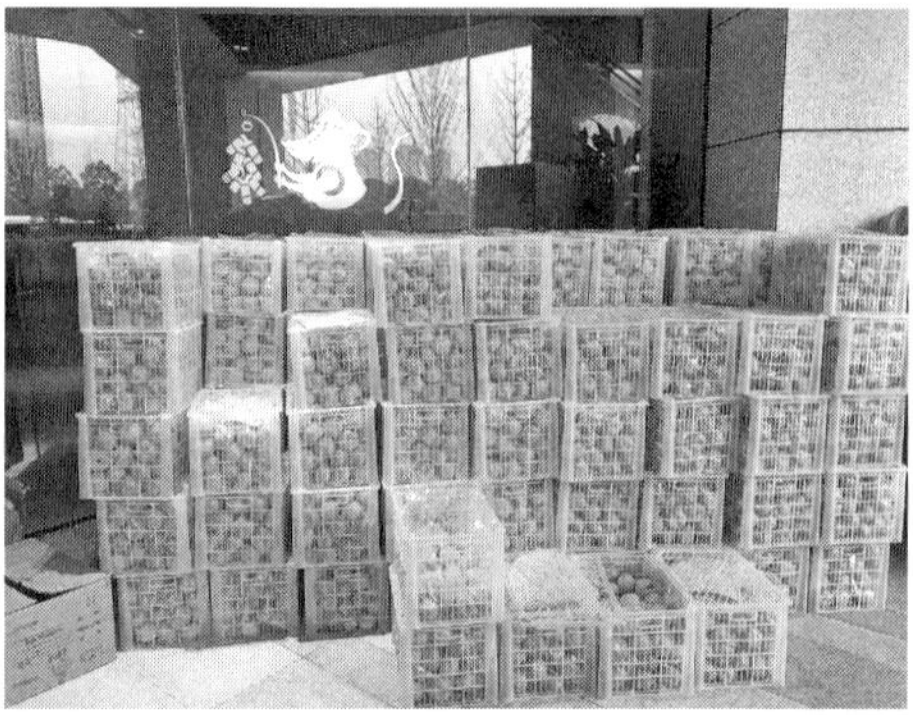

陸軍軍医病院のシェアしたオレンジ

る仲間と雑談したり、周囲の出来事の噂話をしたりした。人間は集団生活をする動物であり、一人で長時間考え込むと、メンタルトラブルを起こしやすい。新しく建てたテントの中に物資がいっぱいになっていた。他の地域からの医療チームのメンバーが問い合わせに来たら、私たちの物資を管理する先生は誇りを持ってかれらに教えた。私たちは上海医療チームだと。これらの物資は上海からのサポートです、もし物資が足りないなら、私たちのリーダーに相談して下さいと語るその口調は誇りに満ちていた！

今日の夕食はとても豊富だった。「真功夫《チェンコンフ》」(2)、ハンバーガー、おいしてくてきれいなお菓子とチェリーがあった。上海医療チームが中国国家卓球隊のごちそうをふるまわれてから、ここ何日か私たちの食事はとても豊富で、おいしくなった。

グループチャットによると、門前に置いてあったオレンジは、陸軍軍医病院が私たちにシェアしてくれたもので、自分で受け取ることができるそうだ。まさに「軍民、魚水の情け」(3)というもの！　数日前、私たちのリンゴも「加多宝《チアドゥオバオ》」(4)も、ホテルのレストランですべての湖北支援の医療チームと共有した。この特別な時期に、私たちの心はどんな時よりも近く寄り添っていた。

(1)　著者の病室では危篤患者が主だったので、重症患者でも、著者の尺度からは軽症の部類に入ることになる。
（2）「真功夫」は、中華料理のチェーン企業。
（3）原文は「軍民魚水情」。軍隊と人民の親しい仲は魚と水のように切っても切れない関係にあるとの意。
（4）「加多宝」は涼茶のブランド。

二月一一日　誰も諦めない、生きる見込みがなくても

一人の人間が、自分で自分のことを諦め、病と闘う勇気を失い、生き続ける希望までなくしたならば、周りの人がどんなにがんばってもムダなのだ。

二月一一日、湖北支援の一八日目、武漢、曇り。

今朝、グループチャットから悪い知らせが来た。私たち担当の第一八床と第一九床の患者が相次いで亡くなったそうだ。やっと落ち着いてきていた私の心が、これを聞いてまた一気に落ち込んでしまった。

第一八床の患者は、基礎疾患のある八九歳の高齢者である。彼の家族に何回も連絡を入れ、容態がよくないことを伝えた。「もう治療はやめて下さい」と家族からはっきり言われていたのだが、医療者として彼を諦めることはしなかった。少しでも生きる見込みがあれば最善を尽くしたかったからだ。高流量式鼻カニュラ酸素療法[1]、CPAPなど、様々な治療措置を講じてみたが、最後は、呼吸不全と腎不全により他界してしまった。

第一九床の患者は五〇代の中年の男性だ。彼を引き受けた初めの週、彼は終始イライラしていた。看護師の服を引っ張るなどしたが、次の週に入ると抑うつ状態となり、看護師の気づかない時に呼吸

器マスクを外し、酸素飽和度が二〇%ぐらいまでに下がったこともあった。食事も拒んでいた。私は何度も彼を説得しようとし、ぜひ生きていきたいと思わせたかった。すべての医療従事者も、あなたの家族も、まだあなたのことを諦めてはいないと伝え、家族が心配しているとの伝言も告げた。だが、一人の人間が、自分で自分のことを諦め、病と闘う勇気を失い、生き続ける希望までなくしたならば、周りの人がどんなにがんばってもムダなのだ。

生と死を隔てる一歩の距離を前にして、私はまたしてもやりきれなさを感じた（一日中元気がなかった）。誰に対しても治療を諦めたことなどなかったのに。

モーメンツで、武漢の空港に関する書き込みを見かけた。空港の仕事がちゃんとできていないという不満、どれだけ大変だったかという空港スタッフの告白などがあった。私はただ、ある事実を述べておきたい。私たちの医療チームが年明けの未明二時に武漢空港に到着した時はこの一機の飛行機だけで、三台のバスに乗ってホテルに着いたが、荷物は一時間後になってホテルまで運ばれてきた。荷物が身の回りにないという状況を前に、なくなったり盗まれたりしたのではないかという心配もあった。中には防護物資や命が救える医療物資があったからだ。しかし最終的に、私たちの荷物は一つも欠けることなく無事に届いた。空港のスタッフは本当に大変だった。未明に私たちの荷物を全部ホテルまで無事に運んでくれた。この特別な時期に、お互いへの寛容と理解が必要だ。

今日は夜勤だ。昼間にもう少し眠って、体力を保つようにしなければならない。目が覚めた後は何もすることはない。本を読みたくないし、ウィーチャットも見たくない。自分の気持が上がったり下がったりするのはもうごめんだ。武漢リビング方艙病院に患者の受け入れが始まって以来、私はまる

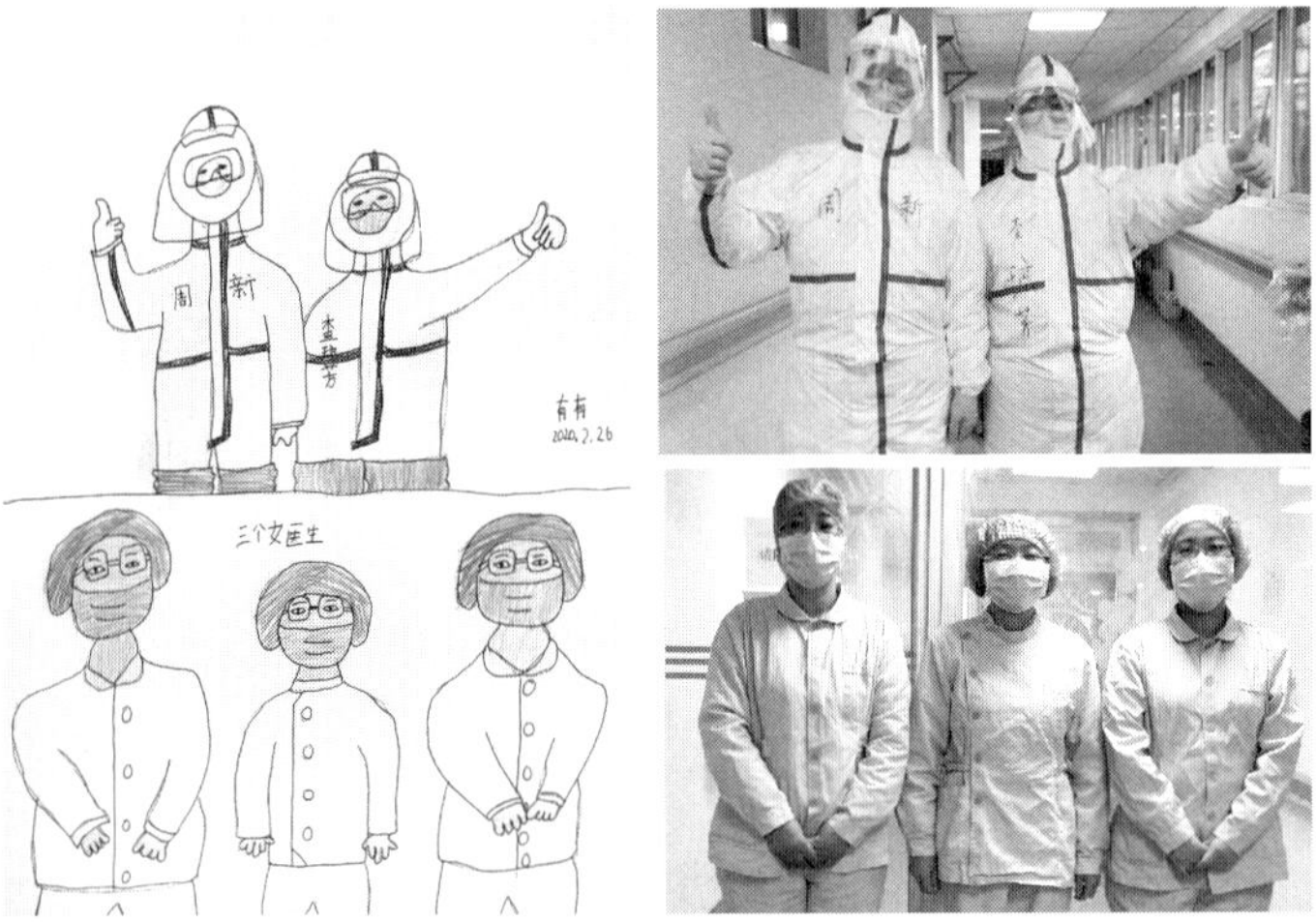

私と戦友たち

でコミュニティおばさん[2]のようで、見覚えのない人には厳重な警戒心を抱くようになった。暇があると、あまり離れていない方艙病院の方向を見つめ、そこの動きを観察するようにしていた。私たちのホテルには割と近かったのだ。方艙病院の後ろに、隔離用の二重の黄色い柵に囲まれたエリアがある。朝から、その隔離エリアで散歩する人の姿も見えた。

六時の定時になって仕事が始まった。今日の夜勤は私を含め三名の女性が務めることになった。重症室を担当する二〇名の医師のうち女性は四名しかいなかった。女医三名が夜勤を共に受け持つのは今日が初めて。私たちのプレッシャーは大きかった。二人は呼吸器科、もう一人は漢方薬の先生で、重症科の先生はいない。漢方薬の周医師が最も緊張していたが、私はいちばん平気だった。三人寄れば文殊の知恵とも言うからね。記念に三人でオフィスの前で写真をとり、モーメンツに掲載した――。三女傑が当番だ！これで、心配してくれている人が見ても安心できるはず。どうか、今夜は何事もありませんように。

（1）高流量式鼻カニュラ酸素療法（High-flow nasal cannula）はⅠ型急性呼吸不全の挿管率や死亡率を減らし、救急やＩＣＵにおいて日常的に使われる呼吸管理法である。

（2）中国のコミュニティでは、よく熱心な中年女性が係を務めることから、「コミュニティおばさん」と通称する。

二月一二日　「上海方式」と故郷ハム、「二つの糧」をいただきました！

彼の「上海方式」の考えはとても行き届いている。私はこれで、心の糧をたっぷり取ることができ、夜勤の疲れも消え去った。

二月一二日、湖北支援の一九日目。武漢、晴れのち曇り。

「三女傑」当番の運はなかなか悪くない。二つの突発事態を処理しただけで、一晩無事だった。新しい患者の状況の把握と古い患者のカルテの復習の中で、夜中の前半が過ぎてしまった。

一緒に当番をしている周医師は「雷鋒《らいほう》」(1)のような人だ。武漢に到着した翌日、つまり私たちがみんな消毒と隔離の知識を勉強して、職場に立つ準備に追われている時、周先生の病院から一緒に来た仲間の一人が高い熱を出してしまった。その子は武漢に来る前、発熱外来でがんばっていた。リーダーはみんなの安全のために、彼女を個室で隔離することにした。隔離された彼女の世話をする人が必要なので、周医師はその子の食事を届ける役目を進んで引き受けた。幸い三日後に熱は下がり、新型コロナウイルスのＰＣＲ検査の結果も陰性だった。

周医師は二級病院から来ていた。今日は、武漢の重症病室での初めての夜勤だったという。心臓の鼓動がいつもより早く、ドキドキしたり緊張したりで、とても複雑な気持だったそうだ。夜に何か起きたらどうしたらいいかと、彼女はとても不安に思っていたが、私ともう一人の医者は彼女を慰め、三人とも力を合わせて助け合いましょうと言ってあげた。夜半過ぎ、やっとゆっくり休めるようになった。骨身に染みるような寒さは、綿コートとヒーターのおかげで跡形もなく消えていった。一晩が無事に過ぎた！

八時に勤務交替が終わり、上海九院呼吸器科の熊主任が講座のためにやってきた。「ウイルス性肺炎による呼吸不全の診療に関する構想」がテーマだった。熊主任は、この前の患者の診療経験をまとめ、武漢のその他の重症病室の第一線で活躍する先輩たちの診療経験と、これまでの一カ月の武漢各病院のＩＣＵの専門家による危篤患者の治療経験、二〇〇三年ＳＡＲＳの救助の経験などに結びつけ、私たち上海医療チームのために、新型肺炎危篤患者の治療モデルを策定したのだ。肺炎患者のＣＰＡＰのパラメータ、気管挿管の合理的な時間、ホルモン注射のタイミング、使用量と治療期間、ノーズマスクに適した患者のタイプ、人工呼吸器の離脱方法などの内容があった。彼の「上海方式」の考えはとても行き届いている。私はこれで、心の糧をたっぷり取ることができ、夜勤の疲れも消え去った。

講座が終わり、鄭リーダーは、私たちの患者に標準化された治療を提供すべきだと強調した。標準化の上、的を絞った治療をしなければならないと言った。人工呼吸器のパラメータをさらに調整し、機械による通気の合併症および、全身の臓器機能にもたらす変化に注目する必要があるそうだ。皆がヒューマンケアも行うよう再三注意した。医者は、患者の体の病気に関心を持つ必要があるだけではなく、さらに患者の心の変化にも注意しなければならないと強調した。

今日のグループチャットに、ある患者の日記の写真があった。患者が隔離病室に入った後の経験と、心の変化の経過を詳しく述べていた。「私は武漢人として、今回の疫病を恐ろしいものだと感じました。同時に、一方に難があれば、八方が支援するという言葉の通り、全国各地の人々は一つの家族であるとも思いました」と書いてあった。

夕食の時、上海の熱心な方々からの「山林大紅腸」(2)とマグロの缶詰をふるまわれた。上海市の関連部門も野菜を二トン購入して、万豪ホテルに送ることにしたそうだ。これは上海各界の私たちへの関心とサポートだ。今日は、「二つの糧」を得て、故郷の温かさと支えをあらためて感じることができた!

患者の日記

私は、一月六日から金銀潭病院で治療を受けることになりました。入院して隔離されていることがとてもつらく、気落ちして、どうしたらいいかまったくわからず、家族にとても会いたかったです。病状が深刻だったので、回復のスピードも遅いものでした。私はますます絶望的になっていきました。治療を諦めることも考えました。ただひたすら退院したいと思っていたからです。その後、他の病室に移されることになって、北三楼にやってきました。上海支援チームが私を引き受けたその初日に、私は生死の境をさまよいました。突然、呼吸不全になってしまったのか、息がとても苦しくなりました。誰か助けてと叫び、看護師さんは急いでやってきて人工呼吸器を調整してくれて、安全になるまでずっと私に酸素をゆっくり吸わせてくれました。本当に怖かった。このまま本当に死んでしまうのではないかとも思いました。その時の看護師お姉さんたちに本当に感謝しています。上海支援チームの中に、私はとてもいい友達(看護師お姉さん)ができました。彼女たちはとても大変です。病室には危篤患者ばかりで、食べるのも飲むのもトイレに行くのも、ほぼ病床の傍で解決するしかありません。みんなが看護師の助けを必要としています。彼女たちの心を尽くした介護に本当に感謝の気持でいっぱいです。そのおかげで、私たちはとても早く回復できました。彼女たちにとってのいちばんのプレゼントは、私たちが健康を取り戻して退院することだと思います。患者の退院を彼女たちはとてもうれしく思っていました。

私は武漢人として、今回の疫病を恐ろしいものだと感じました。同時に、一方に難があれば、八方が支援するという言葉の通り、全国各地の人々は一つの家族であるとも思いました。

(1) 雷鋒(一九四〇—六二)は、中国の共産党員で、自分の命をかえりみず他人を助けることで有名だった。
(2) 山林大紅腸は、上海の名物で、赤い色のハムのこと。

二月一三日　抗疫前線にいても、やはり生活を愛している

午後、ホテルのロビーで、ある陸軍の女性隊員がピアノで『エリーゼのために』を弾き始めた。観客と聴衆はあまりいなかったが、その優しく楽しいメロディが愛と希望を感じさせてくれた。

二月一三日、湖北支援の二〇日目。武漢、曇り。

昨日空いた二つの病床に、すぐに新しい患者が来た。そのうちの一人が入院してから病状が悪くなり、直接気管挿管が行われた。周教授は気管支鏡を通して、経鼻挿管を行ったが、深刻な酸素中毒と呼吸不全の症状が現れた。このために夜勤の劉組長はまったく眠れなかった。彼は一晩中、人工呼吸器のパラメータを調整していた。

この患者の命を救うために、今日、医療者は彼をうつぶせの姿勢にして通気を行わなければならない。患者の体重は一〇〇キログラムくらいあって、厚い防護服を着ている私たちではかなり力不足だった。五人がかりでやっとのこと、病人の寝返りを慎重に行うことができた。周教授はまた彼の人工呼吸器のパラメータを調整した、彼には、ぜひこの難関を乗り越えてほしかった。

今日の朝礼のことを思い出した。陳教授は、ウイルス感染によるサイトカインストーム(1)は細菌毒素

によるものとは異なっていると言った。もし新型肺炎の危篤患者の治療中にまた発熱が現れたならば、その患者の予後がよくないことを意味する可能性があるそうだ。昨日、この患者の体温は三九度を超えた。彼がこの難関を乗り切れるかどうかまだわからないけれど、私たちは諦めたくはない。

隔離病室にまた新しい設備が増えた。酸素濃縮器だ。ある熱心な企業が私たち医療チームに寄付してくれたものだ。今の病室にはエキストラベッドが必要だし、重症患者の酸素補給もしなければならないことになっているが、こうして酸素ボンベを繰り返して交換すると、事故を起こしてしまう恐れがあるとチームの指導者が考えて、各階ごとに四つの酸素濃縮器を急いで注文することにした。これで、患者がより安全になり介護も便利になった。

私たちのロボット「白ちゃん」はすでに隔離病室に入ったが、インターネットの問題で、今は病室で「待機」することしかできない。エンジニアが5Gネットワークの問題を解決してから、正式に職場につくことになった。少しばかり焦ってしまった。

今朝のホテルの入口に、名もわからない野花と野草があった。ある陸軍の女性隊員が外から採ってきたそうだ。ホテル内には持ち込めないので、ホテルから花瓶をもらって挿してホテルの前に置くことにし、生命力に溢れる野花と野草を毎日見てもらってみんなの気持を愉快にしたいそうだ。

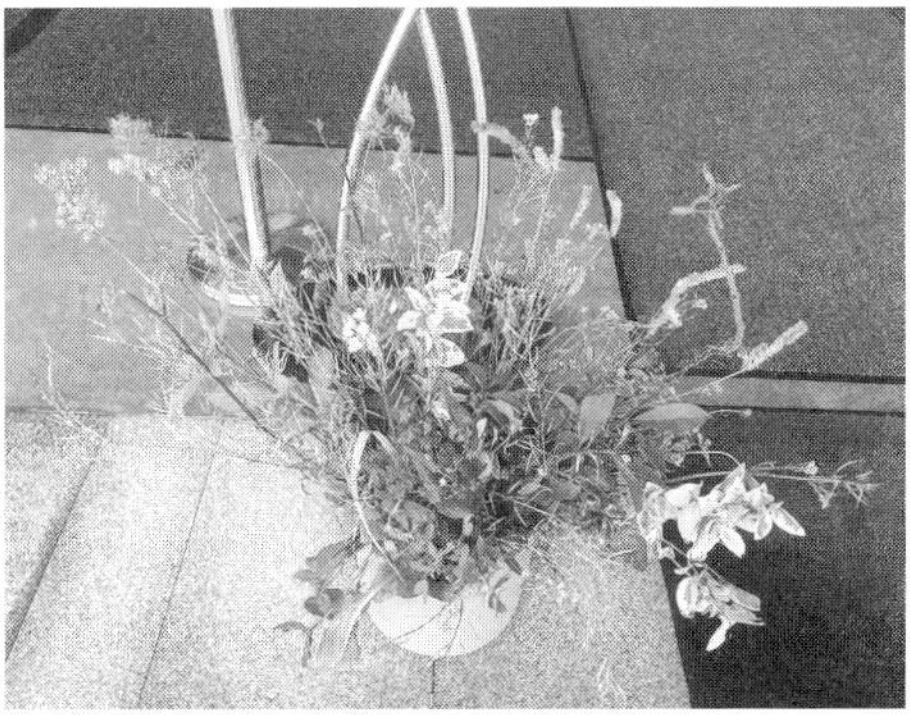
陸軍の女性隊員が採ってきた野の花

午後、ホテルのロビーで、ある陸軍の女性隊員がピアノで『エリーゼのために』を弾き始めた。観客と聴衆はあまりいなかったが、その優しく楽しいメロディが、愛と希望を感じさせてくれた。そう、忙しかったり緊張したり、気落ちして心を痛めたりする時はあるけれど、ウイルスと戦う最前線にいても私たちは、やはり生活を愛している。

明日はバレンタインデー。女性全員にサプライズがあるらしい！

（1）　サイトカインストーム（Cytokine storm）は抗体医薬品を投与した際に起こる可能性のある即時反応型の副作用で、高熱、腫張、潮紅、極度の疲労、嘔気などの重症の病態。時に致死的な免疫反応もある。

二月一四日　特別なバレンタインデー、愛の力を信じて！

今回のウイルスで私たちはしばらく隔てられるようになったが、心と心の距離が変わることはない。この特別なバレンタインデーに、愛の力を信じて。

二月一四日、湖北支援二一日目。武漢、雨。

六時三〇分に起きた。かすかに明るくなっているはずの空がまだ真っ暗だった。稲妻がときどき空を走り、土砂降りの雨が降ってきた。武漢に来て三週間経ったが、これほどの大雨は初めてだ。

朝食を終えて、ホテルを出た頃に、大雨がだんだんやんできた。春のにわか雨は来るのも行くのも早い。路上の花のつぼみは、豪雨に打ちひしがれなかったどころか、雨上がりに咲いてきた。青々とした枝葉の間から出してきた花の顔は、命の力を感じさせてくれた。道端の道路に水がたまっていて回り道が必要だ。雨の後、空気がじめじめして蒸し暑かった。マスクをして金銀潭病院に歩いて行ったが、わずか一〇分程度で、全身汗びっしょりになった。

今日は回診の日だ。隔離病室に入る必要はなく、医師オフィスで書類を処理することになった。オフィスの雰囲気がやや重苦しかった。この前挿管していた患者が、やはりこの世を去っていったからだ。ウイルス感染によるサイトカインストームをめぐる、陳教授の推測が再検証された。ＩＣＵ

の三人の当直医は、昨夜は一晩中忙しかった。様々な手を打ったがいずれもダメだった。考えられることは全部考えた。やるべきことは全部やり尽くした。気管挿管、侵襲的人工換気、うつぶせの姿勢による通気、肺胞の拡張……、しかし、ウイルスは平然と横暴にも患者を連れ去っていった。

勤務の交替が終わった後、過去の死亡例をみんなで分析してまとめてみた。分泌物のない気道、拡張できない肺胞、血液凝固機能の支障、クレアチンキナーゼの上昇、コントロールできない血圧、輸液量の調整……。

上海の各病院からやってきたので、みんなの後ろにはアイディアを出してくれるそれぞれのチームがいた。鄭リーダーは、治療について新しい考えがあるかどうかみんなに聞いた。みんなが自分の意見を述べた後、鄭リーダーは治療の方向をまとめた。一つ目は保守的に事を運ぶということだ。国家衛生健康委員会が発表した『新型コロナウイルス肺炎診療方案』(以下、『方案』)最新版の操作に厳格に従うようにとのことだ。しかし、これだけでは今の危篤患者の死亡率を下げるのはかなり難しい。二つ目は、保守の中で革新を図ること。私たちは、『方案』の治療方法をもとにして、いくつかの有効な薬を治療に用いてもいい。三つ目は多少のリスクを冒してみるということ。人が救えるような薬であれば使っていいが、その前に医学倫理の審査を通らなければならなかった。

今日はいい知らせもあった。私たちの重症病室にいる最初の患者が今日で退院したのだ。これまで、私たちの患者は病状がよくなったら軽症病室に移されることになっていた。退院者数をカウントする際、私たちの病室からの患者として集計されることはなかった。武漢を援助していたここ二〇日余りで、私たちは初めて患者が退院する喜びを味わうことができた。患者が親指を立ててくれるのを見ると、私たちは躍り上がらんばかりの喜びが溢れて、すべての努力の甲斐があったと思った。

私たちの重症病室に夫婦がいた。第一五床と第六床だ。同時に新型肺炎に感染してしまい、隔離病室に入院することになった。一五床の妻のほうは病気が重く、非侵襲的人工換気が必要だが、六床の夫は症状が比較的軽いので、酸素を吸えていれば大丈夫だった。臆病な一五床さんはいつも人の付き添いを必要としていた。夜間は看護師が付き添い、トイレに行く時でさえ看護師に入口で待ってもらっていた。昼間は六床の患者がいつもそばにいてあげていた。今日はバレンタインデーだ。二人は一緒に座って、花束の代わりにそれぞれリンゴを手に持っていた。二人の写真を撮ってほしいと真剣に看護師にお願いしていた。二人が退院した後でも、今日という特別なバレンタインデーを、きっといつまでも覚えていることができるだろう。

ホテルに戻ったら、私たちのリーダー補佐である張明明先生が、グループチャットでメッセージを送ってくれた。「みなさんは善良で責任感のある人間です。私たちのしていることは目立たず控えめなものですが、ぬくもりに満ちています。今回のウイルスで私たちは隔てられるようになりましたが、心と心の距離が変わることはありません。この特別なバレンタインデーに、愛の力を信じて下さい」と書いてあった。チームのメンバー全員に、バレンタインデーのプレゼントが用意された。フェレロ・ロシェのチョコレートとボディーソープだった。皆の黙々とした支えに感謝する。

夕食の時、マクドナルドのハンバーガーとパイナップルパイのごちそうをふるまわれた。お腹がいっぱいになったと同時に、社会の方々のたくさんの熱情をも感じた。お腹と心がいっぱいで、ホテルが心を込めて用意してくれた三つのクリームケーキも、ただ見て楽しむしかなかった。

二月一五日　大雪の寒い武漢を、私たちが見守っている！

雪が風の中で舞い上がり、空を飛び交っていた。見渡すかぎり遠くまで一面真っ白になっていた。コートを着てヒーターをつけても、この寒さを追い払うことはできなかった。

二月一五日、湖北支援の二二日目。武漢、大雪。

昨夜、武漢は一晩中雨が降っていた。私の住んでいる階は高いので、外の風の怒鳴り声と大雨が窓に当たる音で、ほとんど一睡もできなかった。下の階で朝食の時、鄭リーダーに会い、彼も同じく、激しい風雨の音と窓枠にぶつかる音で、一晩中眠れなかったそうだ。このような雨風の夜に、どれだけの武漢人（私たちは栄えある新武漢人だ）が眠れなかったか、また眠らなかっただろうか?!

看護師は普通、四時間ごとに交替することになっている。夜一二時と未明の四時に出勤する看護師を専門の運転手さんが送り迎えしていた。彼はボランティアで残業することにしたのだ。夜は車の中で寝て、出退勤の医療従事者にサービスを提供していた。今日の武漢は気温が大幅に下がったが、彼は依然として車の中で待っていた。チーム全員が運転手さんの貢献と好意に感謝している。

ホテルの入口にたくさんの黄色い傘が置いてあった。これはある熱心な企業が私たちの医療チームに寄付してくれたものだ。これまでずっと使う機会がなかったが、ついに今日大いに役に立った。傘は共用なので、必要な場合は自分で取り、帰ったら元の場所に戻すようにすれば登録しなくても大丈夫。私たち上海医療チーム以外に他の医療チームも使える。この特別な時期に、なるべくホテルに迷惑をかけないようにしようとみながわきまえていた。私たちはこの傘をさして病院に行った。階段の入口には傘が壁に沿って整然と並べられて、重症病室の特別な風景になっていた。

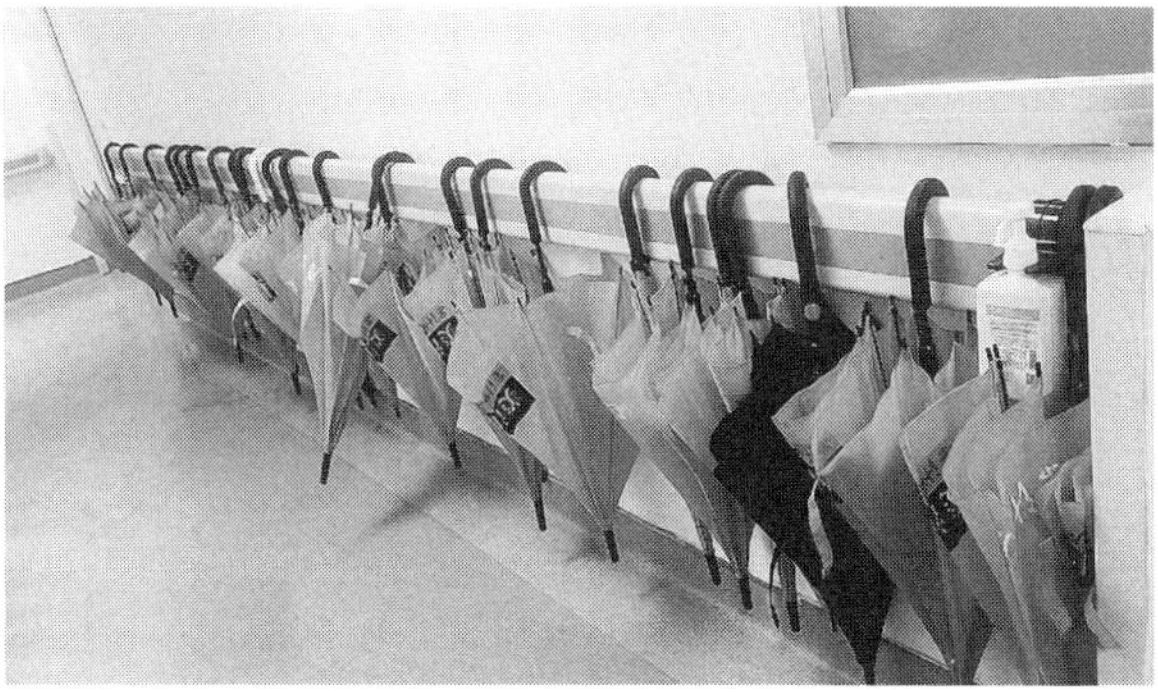
病院階段の前，壁に沿って並べられた傘

今朝、二階の医療者も勤務の交替に参加した。鄭リーダーは、みんなに丁重な注意を出した。私たちが武漢に来たばかりの頃は、細かいところにも気を遣い、レストランで密集しないようにしたり、他の部屋にも行かないようにしたりと、人と人との接触をできるだけ減らすようにしていたが、時間が長くなると、気持に緩みが生じたり、自分を守る意識がおろそかになりがちだ。そのため、鄭リーダーは私たちに、チームの要求を終始一貫して実行するようにし、一人一人が上海に無事に帰ることを要求した。また、鄭リーダーはこの間のみんなの活躍ぶりを肯定し、チームワークをほめたたえた。普段の仕事ではあまり目立たないけれど、ずっと黙々と奉仕している人が多かったとのこと。そうね。私たちのチームの物資が届いたと物資を管理する先生がチャットで知らせると、昼夜を問わず、いつもたくさんの人が配りに行った。誰かが薬を必要になってグループチャットに一斉送信すると、自分の持っている薬を出してくれる人がいつもいた。また、私たちの「Ｔｏｎｙ徐」さんは、いつも

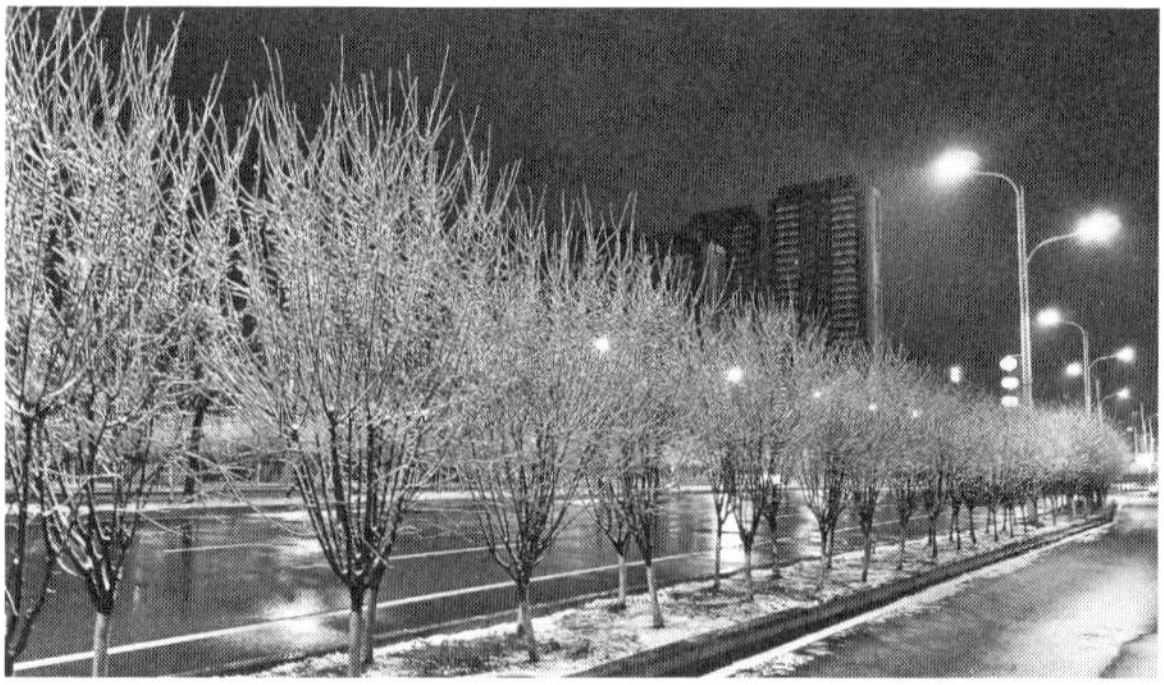

夜の雪景色

ボランティアでみんなの理髪をやってくれた。

今日は周新教授と一緒に回診した。年上のはずの周教授は、防護服を着る速度は私よりずっと速かった。回診が終わって、防護服を脱いで、周先生と一緒に写真を撮って、大満足だ！

医師オフィスに帰る頃、窓の外の雨がやみ、ぼたん雪が降りだした。雪が風の中で舞い上がり、空を飛び交っていた。見渡すかぎり遠くまで一面真っ白になっていた。コートを着てヒーターをつけても、この寒さを追い払うことができなかった。昼頃、隊長補佐の張明明先生は風雪に耐えてホテルに戻り、わざわざヒーターを持ってきてくれた。ヒーターの上に雪が積もっていて、オフィスに持って行くと、雪が氷になっていた。今日の武漢がこれほど寒くなるとは。私たちはとても感動し、心の中に温もりを感じた！

夕方に仕事を終えて、オフィスの窓の外の風に舞い上がった雪、枝のたわんだ松木、白い絨毯が敷かれたようになっている遠くの芝生……、その景色を見て心に久遠の静寂を感じた。

二月一六日　悲しみの背後の無私と貢献に感謝したい！

大雪の後の空はとりわけ青い。スモッグのない武漢は本当にきれいだ。ピンク色と萌黄色の花は風雪に押しひしがれるどころか、枝先で風に向かってがんばって咲いているのだった。

二月一六日、湖北支援の二三日目。武漢、晴れ。

昨日、夜勤の医師と交替した時、他の患者はまだ安定しているが、第五床の病状が悪く、午後の検査の指標も楽観できるものではなかったので、明日の回診時に、周教授に薬の調整が必要かどうかを聞いておいたほうがいいと、引き継ぎの医師に言った。服を着替えて下の階に行くと、第五床の心臓の鼓動が急に止まったと聞いた。いやまさか？　これまでの酸素飽和度と心拍数がよかっただけに、どうしても信じられない！

昨日の夜八時過ぎ、私たちの医師グループからチャットがきた。第五床の家族が、遺体の解剖に賛同し、サインもしたそうだ。どういうこと？　第五床は本当に亡くなってしまったのだろうか？　当直医に聞いたら、また心停止したそうだ。

現在、新型コロナウイルスによる生理的、病理的な人体変化についての病理学の根拠はなく、私たちは臨床の症状に基づいて判断するしかなかった。もし、第五床の家族が本当に遺体の解剖に同意したならば、全国で初めてのはずだ。これは、新型肺炎に対する私たちの認識が質的な飛躍を遂げる可能性があることを意味する。しかし、国家の法律を通らなければならない。倫理学の審査と家族の同意も必要だ。

第五床の患者はお年寄りだ。彼がずっとイライラしていたという印象はある。昨日から傾眠状態だった。彼の家族も普通の人で、特別なところはない。中国人はいつも土の中に安らかに埋葬する伝統を大事にしているが、患者の家族の選択はみんなを感動させた。もしかしたら、この選択によって新型肺炎の病原性と致死性がわかり、より多くの新型肺炎の危篤患者にエビデンスを提供できるようになるかもしれない。とても突然な知らせだが、グループチャットにいる全員がこの老人とその家族の方に、粛然と敬意を払わずにはいられなくなった。

今日の午後、私たちはまた、第二四床の家族も遺体の解剖に同意したことを知った。

この時の感謝の思いは、どれほど言葉を尽くしても表せないほどだった。すべての武漢の人民、いや全国の人民は、第五床と第二四床の患者とその家族に感謝しなければならない。辛酸を舐め尽くした武漢人に感謝する。まだ悲しむ余裕もなかったのに、人知れず無私の精神で貢献することを選んだかれらに感謝する。このような人民がいてくれるのだから、私たちはきっと勝利を迎えることができる！

大雪の後の空はとりわけ青い。スモッグのない武漢は本当にきれいだ。ピンク色と萌黄色の花は風雪に押しひしがれるどころか、枝先で風に向かってがんばって咲いているのだった！

今日は休みだ。ホテルの近くの町を一周した。道を走る車が明らかに多くなった。自転車に乗っている人も時々見かけたが、みんな慌ただしく過ぎていった。ホテルの裏のコンビニが開いていて、店の商品は相変わらず豊富だったが、お客さんの姿がなかった。ホテルの前の地下鉄駅も同じように空いていた。エスカレーターが止まっていて、落ち葉が積もっていた。ここも以前は賑やかだったのに！

ホテルに帰ると、仁済病院の男性二人が物資の運搬を手伝っているのが見えた。どこにでもボランティアがいるのだ。隊長補佐の張明明先生に会ったら、今日、上海からのヘリコプターが物資を運んでくると言った。上海市の指導者はいつも私たちのことを心配してくれ、関心を寄せ、ヘリコプターで新鮮な食材と医療物資を運んでくれた。こんな強力な支えがあって、私たちの気持は日差しのように明るかった。

二月一七日　上海と湖北は共に長江の水を飲む仲間！

私たちの同僚はすべて戦士だ。祖国が必要とするなら、勇敢に前に立ち向かう。自分の医者としての初心と使命を果たすだけ。

二月一七日、湖北支援の二四日目。晴れ。

今日も晴れだが、昨日の雪上がりほど空は青くなかった。一日太陽に照らされ、地面が乾くようになった。ほこりが空気の中に漂い、薄いスモッグを形成していた。

朝起きると、私たち仁済病院が一五〇人余りの医療チームを結集し、六〇人の医師と九〇人の看護師を含めて、もうすぐ武漢に向け出発すると聞いた。武漢の患者は減ってきているよね？　なぜまた来ることになったの？　呼吸器科の誰を寄越すのだろうか？　仁済の他部署にいる友達の誰かが武漢に来るのだろうか？　一つ一つの疑問が私の脳裏に浮かんできたが、しばらくすると謎は次々と解けていった。

中央指導組の陳一新《ちんいっしん》副組長はニュースで言った。「今はまだたくさんの危篤患者と重症患者がいます。その人数も増加しています。多数の方艙病院を建設し、一部の集中隔離スポットを確定する必要があります」とのことだ。これが、医療従事者をさらに増やしていく必要があるということなのかもしれない。どうやら、武漢防衛戦は既に総攻撃を開始し、そのために上海は武漢に医療者を増援することにしたようだ。

「我は長江の頭に住み、君は長江の尾に住む[1]」というように、湖北と上海は共に長江の水を飲む仲間なのだ。上海は再度、医療従事者を武漢に派遣することになったが、上海に残っている同僚たちは、もっと大きな診療の任務に直面しなければならず、プレッシャーも少なくないはずだ。武漢防衛戦も上海防衛戦も、がんばり抜かなくては！

　武漢に来る人員に関して――、スマホのウィーチャットに、メッセージが次から次へと来ていた。自分の意思で出征することを選んだ同僚が注意事項を聞いてきたり、何を持っていくべきかを部署の同僚のために問い合わせたり、出征の看護師のために代わりに看護師長が尋ねたりしていた……少しばかり湖北支援の経験を持っている医師として、私は必要な物資を表にまとめ、必要な同僚に送った。かれらの言葉から勇気と責任感に満ちあふれていることを感じた。

　仁済病院の超音波検査室にいる、まだ学生の呉さんも申し込んだそうだ。彼女は、少し緊張して怖く感じたが、それでもためらうことなく申し出ることにした。彼女は持っていくべきものを私に聞いてから、急いで荷物を片付けに行った。しかし、数時間後、彼女は残念そうに教えてくれた。心臓機能が弱く虚血性心疾患を患っているため、指導者は思案のあげく、彼女の申請を却下して他の人に変えたそうだ。また、心臓血管内科の金主任は、以前は申し込まなかったが、家の都合で参加できなくなった同僚がいたので、彼は自分の名をあげた、と言った。まだ四つのバイパス手術が残っているため、今日全部を終わらせて、明日出発することにしたそうだ。私たちの呼吸器科はまた四人の同僚を派遣した。蔣捍東《じゃんかんとう》主任も参加し、チームを率いる任務を自ら背負った。この四人の中の三人はいずれも共産党員だ。

私たちの同僚はすべて戦士だ。祖国が必要とするなら、勇敢に前に立ち向かう。自分の医者としての初心と使命を果たしたいだけだ。

午後、私たちは医療チームから宿泊の調整に関する意見をもらった。武漢に着いてから、上海市衛生健康委員会の指導者たちは、ずっと私たちに関心を持っていた。二人が同じ部屋に住んでいることを知り、院内感染防止の観点から、また、みんなの安全を確保しそれぞれのプライバシーと十分な睡眠を保障するために、各方面と調整してくれたおかげで、私たちは隣のウィーンホテル(Vienna Hotel Group)のワンルームに泊まることになった。

今日一日中、私のスマホのキーボードはずっと働いていた。出征に関する質問と、みんなからの思いやりに応えるためだった。みんなに無事でいてもらいたいと願うばかりだ。私たちは一緒に、武漢で「ウイルス」と戦う。会う機会はないかもしれないが、心は一緒。私たちは「仁済人」であり、皆が「仁術、世済《すく》ふ」(2)の心を持っている。

(1) 宋代の李之儀(一〇三八―一一一七)の詩『卜算子』、原文は「我住長江頭、君住長江尾」。
(2) 原文は「仁術済世」、医者が仁愛のある方法をもって世人を救うの意。

二月一八日　疲れて声も出ない

今日は武漢に来てから、いちばん疲れた日だ。動きたくなかった。話をする力もなかった。


二月一八日、湖北支援の二五日目。武漢、晴れ。

夜勤が終わり、外に出た。晴天だったが、私の心はどんよりとしていた。

理想と現実の隔たりは大きく、バランスを取るのが難しい。

今日は武漢に来てから、いちばん疲れた日だ。動きたくなかった。話をする力もなかった。

ベッドで横になり、頭を空っぽにして、静かに休みたかった。

今日、気持をリセットして、明日はまた戦いを続けようと決めた。

二月一九日　仁済チーム出征の日だ！

仁至りて「疫」尽き、「済」往きて「凱」来たる。この一五六人の医療チームが闘志満々で来て、そして無事に帰っていくことを、心から願って止まない。

二月一九日、湖北支援の二六日目。武漢、晴れ。

今日、仁済チームが出発した。このチームの平均年齢は三五歳未満で、多くの「九〇年代生まれ」の子が自発的に志願したそうだ。彼らの多くはまだ親からすればよい子であり、大切な宝物だ。

今回、私たち呼吸器科の主任も、自ら武漢に来ることになった。これは思いもよらなかったことだ。SARSの時期に、危篤患者の治療をした専門家で、重症急性呼吸器症候群についてとても豊かな経験を持っている。このたびのウイルス発生に際し、彼は最初から武漢に来ることを申し込んでいたが、病院内外の回診の専門家としての仕事を兼務し、部署の主任と党支部の書記をも務めていたため、たくさん仕事があって、第一陣の医療チームに間に合わなかった。今回、これほど多くの医療者を連れて武漢に来ることになって、さぞプレッシャーが大きいだろう！　任務の達成はもちろんだが、防護措置はもっとしっかりしなければならないからだ。

仁済チームは雷神山病院に行くことになったそうだが、私は雷神山病院について、まだ何も知らなかった。今日の仁済病院のウィーチャットの公式アカウントの文書にとても詳しく書いてあった。仁至りて「疫」尽き、「済」往きて「凱」来たる。(1) この一五六人の医療チームが闘志満々で来て、そして無事に帰っていくことを、心から願って止まない。私たち仁済人は、国が必要とした時に、いつも勇敢に前へ進もうとしている!

今日は休みだ。何かできることがないかと思っていた時、ちょうどグループチャットで、ボランティアを募るメッセージが来たので、申し込むことにした。ホテルの前に臨時に建てられたテントはまるで屋台のようだった。私はテントの前に座り、物資の受け取りを担当したが、簡単で楽しかった!これもまたとても愉快なことだ。

屋台の机の下にテディ犬がやってきて、人の周りをぐるぐる回っていた。おそらく捨て犬なのだろう。テディ犬が野良犬だなんて、これまで聞いたこともなかった。しかし、食べ物をあげても食べてくれなかった。後になって知ったことだが、六本か七本のソーセージをあげた人がいたり、弁当と水もあったそうだ。まさか食べ過ぎ? もう食べ物をあげないようにしたほうがいい。体を壊してしまうから。これも無辜の命なのだ。明日、また会えるかしら?

また、マクドナルドのごちそうになった。善良な人々に感謝。

(1) 四字成語の「仁至義尽」「継往開来」を駄洒落にしている。「仁至『疫』尽」「『済』往『凱』来」となり、仁済病院が来ることにより疫病が終わり、仁済病院が武漢に行き、無事に凱旋することができる、との意。

二月二〇日　『勇気』を聴きながら、春の花を待つ

仁済病院のウィーチャットの公式アカウントに載った、リウマチ科の李佳《りか》さんが作詞した曲『勇気』を聞いて、また涙が止まらなくなった。

二月二〇日、湖北支援の二七日目。武漢、晴れ。

今日は回診だ。朝、勤務の交替が終わってから、リーダーがみんなを率いて新型肺炎の第六版『診療方案』を一緒に勉強した。これは、全国の専門家の心血を集めた『方案』で、私たちが新型肺炎の患者を治療するための基準でもある。皆で真剣に第六版と第五版の違いを学び、最新版の『方案』の真髄を、新型肺炎患者の治療に用いるようにした。

続いて、中山病院の蔣主任がかれらのグループでの患者の治療経験を報告した。彼は、新型肺炎の機械による通気、人工呼吸器メーターの調整、気圧外傷を減らす方法などを紹介し、とても勉強になった。最後に、鄭リーダーは最近の仕事をまとめ、習近平総書記の講話精神を貫徹し、四つの「率」(1)を完成するように要求した。私たちにとって最も重要なのは、危篤患者の死亡率を下げ、退院率を上げることだ。鄭リーダーによると、私たちはこの戦いに勝ち抜くために、上海から派遣された切り込み部隊(2)なのだそうだ。今は、武漢大決戦だ。私たちは、この勝利を手にして、チームのみんなと一緒

に凱旋しなければならない。ウイルスが退散するまで私たちは帰らない！

昼の退勤時、太陽が輝いていた。飛行機が空を飛んでいき、尾を引くように、白い飛行機雲ができていた。飛行機を見て、この数日間、ホテルの上空とその近くを、頻繁に旋回しているヘリコプターのことを思い出した。どうやら、決戦の時が本当にやってきたようだ！

ホテルに帰るとレストランの入口に小さなテーブルが二つ置いてあって、食べ物がいっぱい並べられていた。ミルクティ、レッドブル、カップ麺、缶詰など。壁に「エネルギーステーション」という文字が貼ってあった。レストランの食事は相変わらずだが、果物はいつもの西瓜とリンゴ、みかんの他にパイナップルが多くなった。他の医療チームのメンバーがエレベーターの入口で、「これ、どうやって食べるの?」とパイナップルを持ちながら聞いていたのを見かけたことがある。そうね。パイナップルはリンゴと違って、洗えば食べられるような果物ではないからね。パイナップルをかじる姿を想像するだけで、笑ってしまう。

部屋に戻り、きれいにシャワーを使い、ウィーチャットのモーメンツを確認した。私たち仁済病院の医療チームは、雷神山病院のＩＣＵを受け持つことになるかもしれないそうだ。ＩＣＵは今はまだ空いているが、まもなく困難な任務に立ち向かうことになるだろう。仁済病院のウィーチャットの公式アカウントに載ったリウマチ科の李佳さんが作詞した曲『勇気』を聞き、また涙が止まらなくなった。「あなたは無数の私、私は永遠のあなた……」のように、仁済チームの友達よ、帰ったら一緒に『勇気』を歌おうね！(3)

遠くの方艙病院で、隔離用の欄干の中で散歩する人が多くなってきたようだ。すべてがよくなりつつあった。

（1）ここでは感染率、治療率、死亡率、退院率の四つに対する要求を指すらしい。

（2）原文は「尖刀中隊」。部隊の栄誉の一つで、その中隊が非常に戦闘力を持っていることを意味する。

（3）この歌詞の原文は「你是千千万万的我、我是長長久久的你」。

二月二一日　重症室に春がやってきた！

私は、二週間目と四週間目の退院後フォローアップ計画を彼に知らせた。明日と明後日、私たちの組に、患者の退院がまたあるかもしれない。重症室に春がもうやってきた。

二月二一日、湖北支援の二八日目。武漢はまた雨が降り始めた。

今朝の出勤時に、外は小雨だった。私はホテルの入口から、愛の込められた小さな黄色い傘を取って、急いで仕事に向かった。

金銀潭病院の周辺の道路で、車が明らかに多くなり、バスもあった。遠くのバス停にも多くの人がいた。武漢の「ロックダウン」はまだ解除されていないから、かれらは武漢リビング方艙病院の夜勤帰りの医療従事者だろう。シャトルバスで住んでいるところに帰ろうとしているのかもしれない。みなさんもお疲れさま。

防護服に着替え、医師オフィスに行くと、周教授の前に大きなビニール袋が置いてあった。ほぼ全員が揃ってから、周教授はビニール袋を開けた。中には防護服とスイミングゴーグルがあった。上海のある小学生が送ってくれた物資だと、周教授は感動しながら言った。その小学生と両親は、防護服を八セット買い、全部寄付することにし、みんなが無事であることを願ってくれた。防護物資が統一管理されている中、これほど多くの防護服を集めるにはかなりの手間がかかったことだろう。その子の拙い筆跡から私たちへの関心と思いやりを感じ、祖国の未来が見えた。看護師長によると、上海のあるおばさんからの物資も届いたそうだ。ウィーチャットのモーメンツの言葉を借りると、上海の人民は私たちを武漢に「レンタル」したのだそうだ！　そんな物資が送られてきて、思いやりも伝わった。かれらは私たちが一日も早く無事に帰ることを望んでいるようだ。私たちはとても感動した！

　次は勤務の交替だ。それが終わり、鄭リーダーはまた安全の問題を強調した。瑞金病院の防護服の着脱に関する決まりをもう一度真剣に読み、四つの「べし」を銘記するように要求した。注意力を高めるべし、厳格に管理すべし、プロセスを規範化すべし、思い上がりや軽はずみを戒めるべし！　そうね。湖北支援は既に二八日間を経ており、まさに疲れや気の緩みが出やすい時期だ。私たちはもっと元気を出して、防護措置や仕事を真剣かつ厳密に行わなくては。

　今日は周教授と一緒に隔離病室で回診した。それが終わると、看護師は、気管挿管の必要設備を全部用意してくれた。患者を鎮静化させてから、周教授は気管支鏡を通して経鼻挿管を行った。彼の熟練ぶりには頭が下がる。今日は周教授の助手につくことになり、傍で実際の操作を見学して、だいぶ心強くなった。技は身を助ける[1]というように、今日の私はまた新しい技を覚えた。周教授は気管挿管をしっかり行い、人工呼吸器のモードとパラメータを調整し、患者のバイタルサインをしばらく観察してから、手術室を離れていった。周教授がいてくれて、さらに安心感が高まった。

　今日、私たちの組の患者一人が退院することになった。病状が好転し、ＰＣＲ検査の結果も陰性が続き、胸部ＣＴ検査もよくなった。現在の手続きとして、退院後も二週間の自宅隔離が必要だが、家の中だと家族に迷惑をかけるのではないかと心配しているそうだ。私たちは彼の状況を病院の医務局に報告し、調整してもらうことにした。退院する時、彼のコミュニティは車を派遣して、近くのホテルまで運んでいった。彼はそこで二週間隔離されることになった。私は、二週間目と四週間目の退院後フォローアップ計画を彼に知らせた。明日と明後日、私たちの組から退院がまたあるかもしれない。

重症室の春がやってきた。

午後、隔離病室の最初の門に大きな字が三行[2]も貼ってあった。これから、ここは金銀潭病院の小さな観光スポットになるかもしれない。みんなは周教授と一緒に写真を撮るために、そこで列を作っており、私も急いでその列に入った。武漢がんばろう！　中国がんばろう！

仕事が終わった頃、街灯には明かりがともっていた。チームでは、医療者が退勤してもそのまま食堂に入って食事しないことが勧められている。しかし、シャワーを浴びてから食堂に行っていたら、食事に間に合わない恐れがある。そこで、私は「エネルギーステーション」からミニ・インスタント・ホットポット[3]と果物を取ってきた。これを夕食の代わりにしよう！

（1）　原文は「技多不圧身」であり、得することが多いほうが世間を渡りやすい、の意。
（2）　二月二三日の写真から、この三行の文字の内容がわかる。それぞれ「武漢加油、中国加油」（武漢がんばろう、中国がんばろう）「上海市第一批援鄂医療隊北三病区」（上海市第一陣湖北支援医療隊北三病区）「向武漢和全国一道学習致敬」（武漢に全国と共に学び尊敬の意を表する）である。
（3）　中国名は「自熱小火鍋」となっており、火鍋の具が入っている温熱パッドつきのインスタント食品。

二月二三日　離れていても感じられる、家族の温かみ！

昨夜、三階で働いていた看護師が体調不良になり、三名の医師が彼女を助けたそうだ。一人は彼女を背負って検査に行き、一人は走り回って薬を求め、もう一人は夜のあいだ彼女を見守っていた。隔離病室の外の看護師たちは一二時間も続けて働かなければならなかった。それでもこのように、一人で二人分の仕事を受け持つことにしていた。

二月二二日、湖北支援の二九日目。武漢、晴れ。

今日、私たちの組の最年少の患者が退院した。彼はまだ二〇代前半で、一〇日前に他の階から移されてきた。彼は新型肺炎で入院することになっていたが、白血球は四万近くあった。それと同時に、合併症として糖尿病と腎機能不全も患っていた。当時病状がかなり深刻だったので、こちらの階に移されることになったのだ。

私たちの組は周教授の指導のもとで、詳細な検討を重ね、綿密な治療計画を立てた。患者の尿路閉塞を解決し、腎機能を改善することができただけではなく、毎日の血糖を測定し、インスリンの使用量の調整を通じて血糖のコントロールもできた。彼のために適切な抗生物質と抗ウイルス薬を選び、肺の状態も日増しに好転した。

この少年は徐々に、私たちの医療従事者と友達になった。ベッドで横になりながら足組みしていた「坊や」から、自ら進んで仕事を助けようとする好青年に変わった（安静にしてもらいたかったが、彼はどうしても手伝いたいと言ってくれた）。これも運動だよ、と手伝いながら言った。彼は今日で退院することになった。看護師たちは彼と写真を撮りたがったが、彼は恥ずかしそうに自分が不格好だと言って断った。顔を出さずに、ただ労働する後ろ姿を見せただけだった。

今日、みんなのいるウィーチャットグループで知ったことだが、昨夜、三階で働いていた看護師が体調不良になり、三名の医師が彼女を助けたそうだ。一人は彼女を背負って検査に行き、一人は走り回って薬を求め、もう一人は夜のあいだ彼女を見守っていた。隔離病室の外の看護師は一二時間も続けて働かなければならなかった。それでもこのように、一人で二人分の仕事を受け持つことにしていた。看護師長は、休憩時間を短縮して、朝早くその引き継ぎのために駆けつけていった。今日、彼女の体調がだいぶよくなり、ウィーチャットグループの一斉送信の形で、感謝の気持を表した。「故郷から離れていますが、依然として家族の温かみが感じられました……」と言った。そう。私たち医療隊は結束したチームワークの精神のもとで、互いに助け合い、かばい合っている！

雷神山病院の仁済病院の医療チームでは一日三食とも弁当で、ややつらい生活だったそうだ。このようなことは、私たちが武漢に来たばかりの時も経験していた。座る席がなく、弁当を持って、立ちながら食べるしかなかった。その後、上海市の指導者と社会各界の方々、ホテルの思いやりのおかげで、私たちの暮らしは日に日によくなっていった。武漢に来たばかりの時、私たちの病院の趙医師の友達である緑地グループ(Greenland Group)[1]の張さんが、私たちがちゃんと食事ができているかどうか心配し、電気炊飯器とお米、缶詰、漬物、カップ麺、果物などをわざわざ送ってきてくれた。その多くを私はまだ消費していなかった。今日、それを雷神山病院の仁済チームに渡してくれるように、緑地グループの張さんにお願いした。親切な人に感謝する。

雷神山病院の仁済チームと約束した。上海に戻ったら一緒にお酒を飲み、楽しく語り合いましょうと！

（1）　不動産業を主とした上海市国有企業。

二月二三日　特別な「一カ月の祝杯」兼「誕生日パーティ」

今夜七時に、ホテルの下の武漢レストランで、奉賢区中心病院から来ているあるお嬢さんの誕生日を祝うことにし、それと同時に、私たちの武漢滞在が満一カ月になったことも盛大に祝った。

二月二三日、湖北支援の三〇日目。武漢、晴れ。

時間が経つのが早く、武漢に来てまたたく間に一カ月が経った。武漢は、寒さが骨身に染みるような冬から、暖かい春に入った。私たち上海第一陣湖北支援医療チームの医療従事者は、見知らぬ同士から顔なじみになり、愛情に溢れた家族になっていた。

今日の朝早く、グループチャットの一斉送信で、あるビデオが流されていた。ビデオの中に、今日の〇時から四時まで出勤していた隔離病室の看護師たちの姿があった。服を着替え、隔離病室に入る前、六人の女の子が、真ん中に座っている一人のお嬢さんを取り囲みながら、誕生日の歌を歌ってあげていた。これは、隔離病室からの誕生日祝いだった。みんな分厚い防護服を着て、誰が誰だかわからなかったが、その祝福の気持とチームの中に溢れていた愛情は、その歌声からたっぷり感じとることができた。どうやら、今日はまた誰かの誕生日だったようだ。この武漢滞在の満一カ月の日に、誕

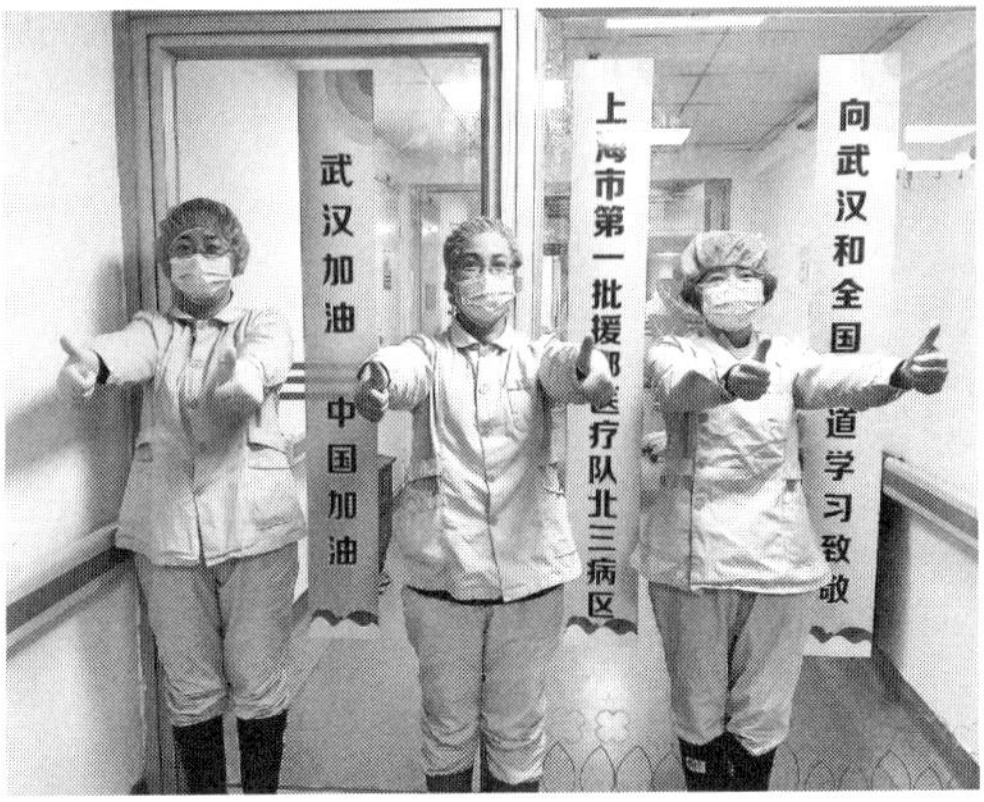

三女傑が新しいスポットの前で合同写真

生日を迎えたラッキーな子は誰なのだろう？

お昼頃、隊長補佐の張明明先生がグループチャットの中で一斉送信した。今夜七時に、ホテルの下の武漢レストランで、奉賢区中心病院から来ているあるお嬢さんの誕生日を祝うことにし、それと同時に、私たちの武漢滞在の日が満一カ月になったことも盛大に祝い、みんなに引き続きがんばってもらいたいそうだ。残念ながら、今日は三女傑の夜勤となったので、この特別な「一カ月の祝杯」兼「誕生日パーティ」に参加することはかなわなかった。

後方勤務の総監督を務めた、新華病院からの劉先生がグループの中で伝えた。明日は陰暦二月二日「龍擡頭《ロンタイトウ》」(1)の日なので、ボランティア理髪師「Ｔｏｎｙ先生」が来てくれることになったそうだ。「Ｔｏｎｙ先生」、大仕事になりそうですね。

劉先生といえば、私たちは彼に、「ボス劉」という愛称をつけた。劉先生は、私たちの「大内総管」(2)だ。「兵馬未だ至らず、糧草先に行く」(3)と言われているが、私たちの出発はとても慌ただしく、兵馬先に行き、糧草後に動くというような具合だった。そのため、ボランティアのチームの中でボス劉の仕事は特につらくとても大変なもので、ストレスも大きかった。病室で戦っている私たち医療従事者のことを、ボス劉は後方で見守ってくれていた。そのおかげで、私たちは食べ物にも着る物にも恵まれていた。物資を配る時、受け取れない人がいると、ボス劉はボランティアのチームを率いて、その

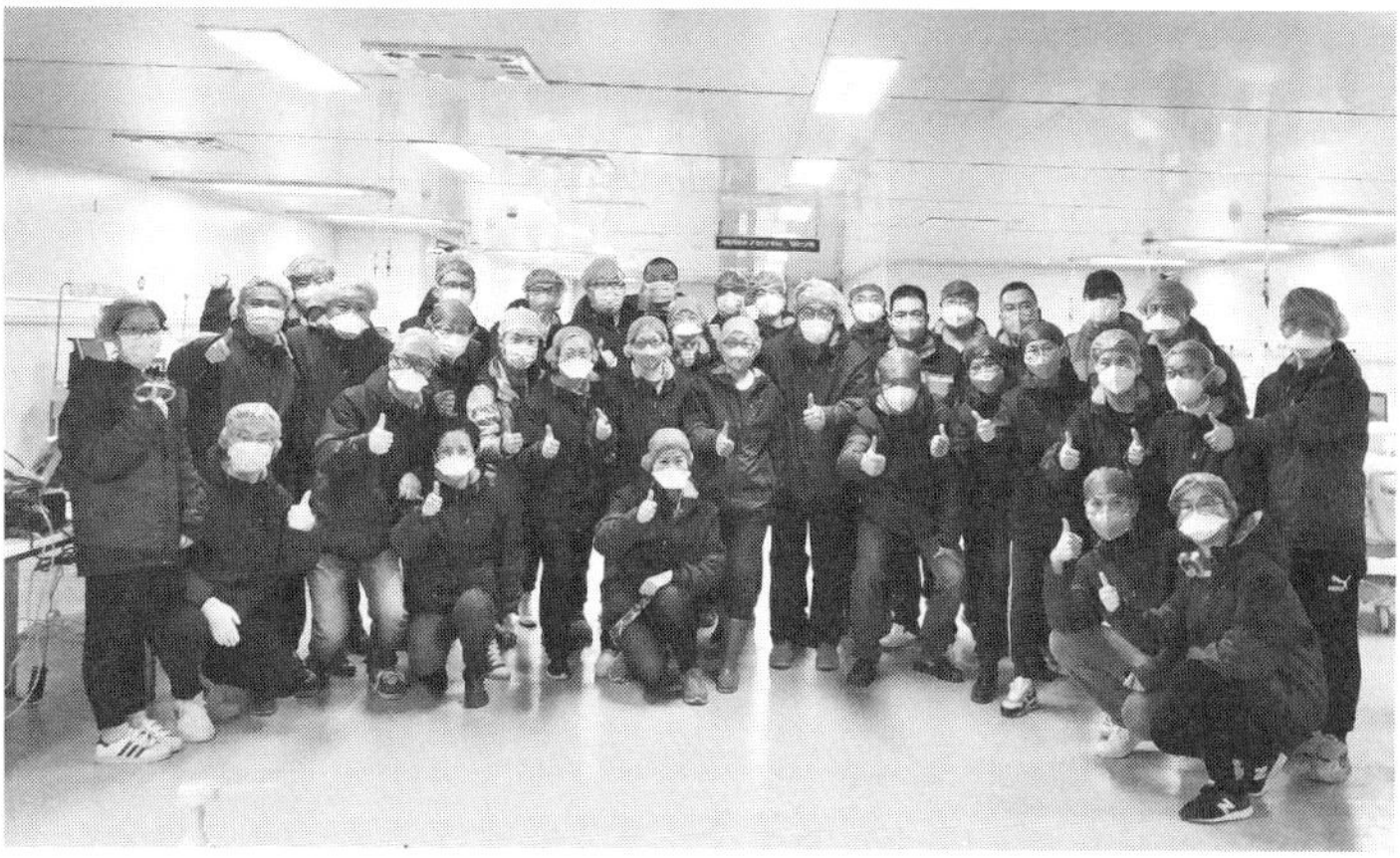

雷神山病院での仁済人の仕事が始まった！

荷物を部屋の前に置くようにしてくれた。保護物資や生活物資の寄贈ルートがある場合も、隊員は直接ボス劉のところに相談しに行くことにしていた。手に二台のスマホを持ち、両手でひっきりなしに電話を受けていた。また、物資を受け取るために朝の四時に武昌駅に行ったり、夜の一〇時半に台車を押しながら、保護物資を病院に送っていったりもしていた。もっと多くその姿を見かけたのは、ホテルの入口で物資の管理と分配をしている時の忙しい姿だった。彼の仕事こそ最もつらく、最も疲れるものだったろう。しかし、ボス劉はこれを苦ともせず、かえって楽しんでいるようだった。荷物を運ぶために駅に行くのを気晴らしのようにこなしたり、車の中で写真を撮り、毎日ホテルと病院の二カ所だけを通っている人々に、この武漢の景色を見せてあげたりしていた。私たちは既に一カ月の武漢生活を経験しているが、金銀潭病院の周辺の風景しか目に映らず、こうして、ボス劉の写真で空想の中の武漢見物をするしかなかった。

昨日、私たち仁済医療チームは、雷神山病院での仕事を始め、患者の収容に正式に乗り出した。武漢に来てすぐの二日間に、かれらは防護服の着脱と消毒隔離の教育を受けた他は、雷神山病院の医療地区建設に参加することに専心していたようだ。裸一貫で事業を起こしていくようなもので、レイアウトを計画し、物資の輸送もしなければならなかった。同僚がウィーチャットのモーメンツに載せた写真には、「白衣戦士に成らんと欲すれば、先に白領民工[4]になるべし(笑)」と書いてあった。雷神山の一般病室は昨日午後三時三〇分から患者を受け入れ始め、ＩＣＵも今夜初めての患者を迎えることになったそうだ。みなさんお疲れさま。

今日は夜勤だ。夕日が西に沈み、その光に映える金銀潭病院はとても美しかった。今回の新型肺炎の試練で、全中国がこの病院の名前を知ることになっただろう。

（1）龍擡頭の日は中国の伝統的な祝日で、毎年陰暦の二月二日に髪切りなどをして祝う。

（2）大内総管は、古代の皇宮の後方勤務を総轄する宦官のトップを指すが、ここでは、劉先生が後方勤務のリーダーであることを強調している。

（3）「兵馬未到、糧草先行」は、軍隊が着く前に、食糧やかいばを整えて、前もって適切な準備をすることをいう。出典は林占財『森林中的遠征』。

（4）白領、ホワイトカラーを指す。

二月二四日　今日のこの龍擡頭に、ウイルスよ去れ、中華に幸あれ、九州に福あれ！

今日は陰暦の二月二日「龍擡頭の日」だ。多くの人が、ホテルのロビーに行き、ボランティアの「Tony先生」に理髪を頼み、モーメンツに写真を載せていた。

二月二四日、湖北支援の三一日目。武漢、晴れのち曇り。

昨夜は夜勤だった。私たちの組にいる気管挿管の患者はウイルスと粘り強く闘い続けていた。薬物と人工呼吸器は全部使い、後は時間だけだ。生の希望と死のはかなさは、紙一重だった。

昨日、私たちの組は新しい患者を受け入れた。ある医療従事者だ。他の病院で一八日間治療したが、病状は悪くなる一方だった。彼は私たちの仲間で、第一線で働いている最中に新型肺炎の患者と接触し、感染してしまった。全社会が防疫現場の医療従事者に関心を持っている今日、私たちは彼の病状を目の当たりにして大きな責任とストレスを感じた。肺の白い影、貧血、低タンパク血症、リンパ球の異常減少……。予後があまり楽観的ではないかもしれない患者だ。今朝の血液ガス検査と血液酸素化の指標から、第六版『新型コロナウイルス肺炎診療方案』に基づく気管挿管に適応することがわかったが、患者の意識はまだはっきりしている。このまま気管挿管を行う場合、麻酔しなければならなくなり、患者の転帰[1]の予想がつかなくなってしまう恐れがある。

朝、仕事の引き継ぎが終わり、重症組の陳教授と呼吸組の周教授が話し合い、それぞれの分析と治療の提案を述べた。二人の方向と目標は一致していて、それはすなわち、あらゆる代価を惜しまず患者の命を救うことだが、それぞれアプローチが異なる。最後に検討した結果、支持療法[2]の強化、免疫、抗炎症薬(漢方薬)などをベースにして、気管挿管を行い、患者の血液酸素化の指標をなるべく改善させ、他の臓器への影響を減少させることになった。会議が終わり、周教授は、また自分が挿管を行おうと言い出した。彼はいつも最も危険な仕事を自分に回している。

勤務交替の後、鄭リーダーは中央の『医療従事者への更なる保護・重視・尊重のための若干の措置の全面的実施に関する通知』[3]を読み上げた。『通知』では、医療従事者をさらに保護するための一〇個の措置が発表され、私たちは大いに励まされ、感動した。続いて鄭リーダーはまた、中国共産党上海市委員会、上海市人民政府からの見舞いの手紙の内容を伝えた。この間のみんなの努力に対して、崇高なる敬意と心からの挨拶を表し、とりわけ苦労に耐えとりわけ戦えるような精神を引き続き発揮し、様々な救援と救助の任務を立派にやり遂げ、武漢防衛戦と湖北防衛戦のために更なる貢献をしてもらいたい、とのことだ。手紙には上海の人民は皆、私たちの強い後ろ盾であり、各級の組織は必ず私たちの家族に関心を持ち、面倒を見る……と書いてあった。親切な挨拶と励ましの言葉は、私たちの心を温め、尽きることのない戦闘力をもたらしてくれた。

最後に鄭リーダーは、上海市委員会書記の李強同志が、わがチームの宿泊問題に自ら関心を寄せてくれた、と言った。院内感染の防止の観点から一人部屋を徹底したほうがいいが、部屋が足りない万豪ホテルではなかなか難しい。どうやら、二人部屋に住んでいる私たちの中に、まもなく引っ越す必要のある人がいるようだ。

今日は陰暦の二月二日「龍擡頭の日」だ。多くの人が、ホテルのロビーに行き、ボランティアの「Tony先生」に理髪を頼み、モーメンツに写真を載せていた。今日印象深かったのは、ホテルのロビーにある書画にこう記されていたことだった。「龍擡頭のこの日に、ウイルスよ去れ、中華に幸あれ、九州に福あれ！」

今日の夕食はとても豪華だ。手羽先と牛肉、そしてアワビまで。武漢に来てからいちばんぜいたくな食事だった。龍擡頭の日だから？　あるいは、もうすぐ引っ越す人がいるのでそのお祝いかな？

七時三〇分に、第二回党員大会が行われた。鄭リーダーは会議で、今日の午後、応勇書記と湖北省各級指導者の講話精神、各医療チームのリーダーが参加した会議の精神を皆に伝え、この間の仕事の状況をまとめ、最後に引っ越しの問題を議論した。

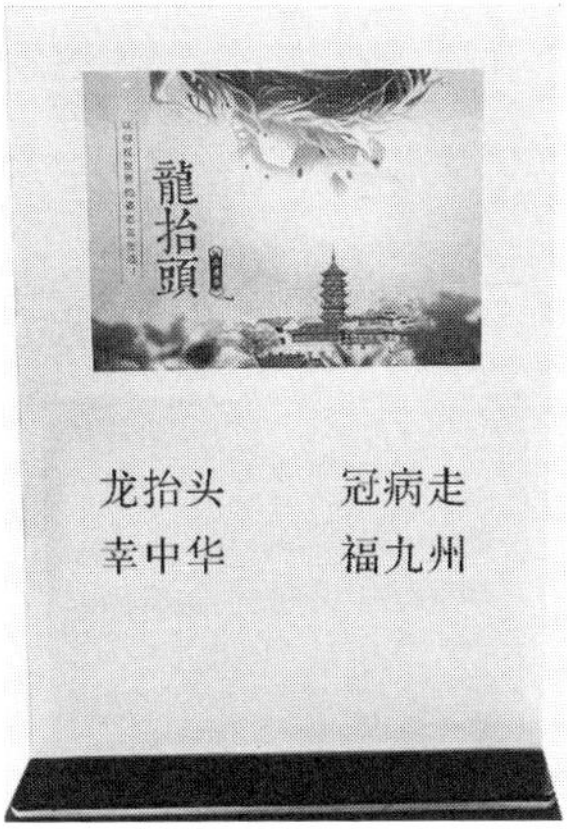

ホテルの書画

今は、上海市指導者の協力と金銀潭病院の位置する東西湖区政府の大いなる支持により、またチームリーダーの見学を経て、東西湖区の金銀湖道路にある全季ホテル（All Seasons）での宿泊が決まった。金銀潭病院からはちょっと遠いが、新しいホテルだった。明日、院内感染防止を担当する先生が見学に行き、合格であれば、私たちの中の一部の人は引っ越すことになる。

誰が引っ越しの対象になるかについて、すべての党員が引っ越すのだと鄭リーダーは言った。彼自身と周新主任は最初に引っ越す。共産党員は苦労を先にして、享楽を後にしなければならない(4)。万豪ホテルの周辺数百メートルを私たちはもう知り過ぎたから、環境を変えてみるのも武漢を深く味わうためには悪くないわね、そう私たちは冗談を言い合っていた。

(1) 転帰、疾患・怪我などの治療における症状の経過や結果を指す。
(2) 支持療法(supportive care)とは、重篤な疾患や生命を脅かすような疾患を抱えている患者の生活の質を改善するために行われる治療、ケアのこと。もしくはその疾患の治療で出てくる副作用を軽減するために行われるものも含む。
(3) 「中央応対新型冠状病毒感染肺炎疫情工作領導小組関于全面落実進一歩保護関心愛護医務人員若干措施的通知」、二〇二〇年二月二二日に、新型コロナウイルス感染肺炎疫情工作に対応する中央指導グループによって発表された。
(4) 原文は「吃苦在前、享楽在後」。『中国共産党章程』にある共産党員の義務の一つ。

二月二五日　最前線で新党員の入党を歓迎

呉文三さんはとてもいい同志だ。武漢に来て初めての週に、五〇時間近く仕事を続けた。つい先日、重症患者がECMOを使う時、彼が最初に当番に当たり、新人の育成も担当していた。

二月二五日、湖北支援の三二日目。武漢、晴れ。

今日は休みで、主な任務は引っ越しだ。昨夜、党員の引っ越しが決まったことを知ってから、私は、部屋に帰るとすぐに荷造りを始めた。うがい、消毒、通勤用の保護用品、食品……、来る時はスーツケース一つと病院の救急箱しかなかったが、今はなんと七つの荷物を運ばなければならなくなった。社会各界の人々の熱心な援助で、社会主義制度の優越性は十分に体現された。わずか一カ月の間で、私は「極度の貧困」から、「小康」(ややゆとりのある)生活を迎えることができていた。しかし、小康の家の引っ越しはなかなか大変だ。

午前、空いた時間があったのでボランティアに行った。引っ越しのため、全チームの物資を二つに分けることにすると、劉ボスは言った。一部の隊員は別のホテルに引っ越すことになったが、必ず荷物を全部届けるようにするとも言った！　劉ボスの負担を軽減するために、みんな熱心な方々から寄

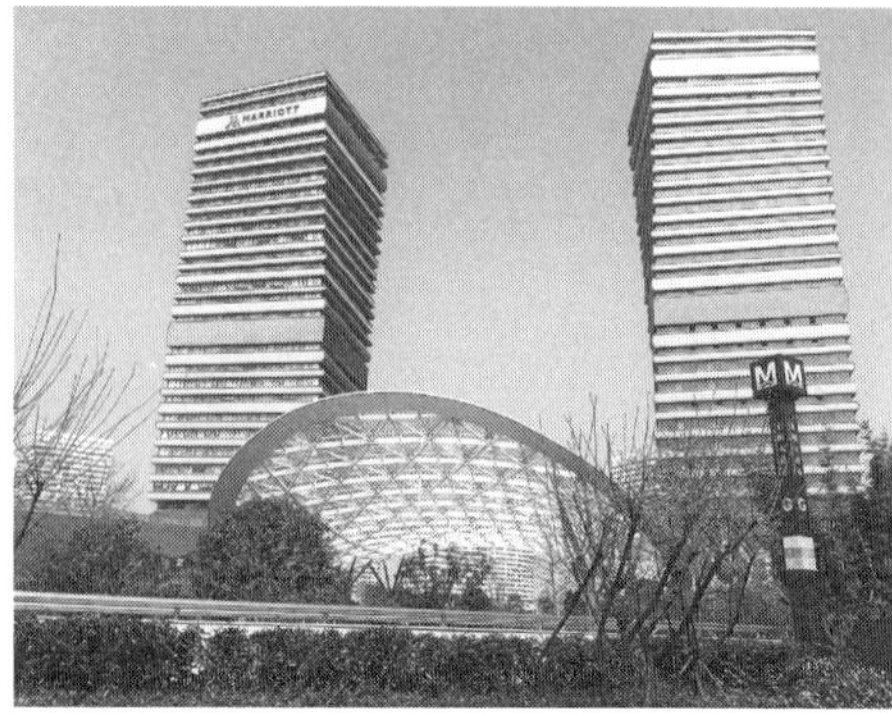

万豪ホテル

付された物資を少し分けて、彼の仕事の苦労をなるべく減らそうとしていた。元の計画だった物資の点検作業は、物資の分配に変わった。物資を受け取った仲間の一人一人が笑顔を浮かべていた。

昼、部屋に帰ると、ウィーチャットのメッセージが来た。私たち仁済病院の重症病室の呉文三さん、私たちの組の劉組長、三女傑の一人の李医師、それから私のルームメイトたちが荷物運びを手伝ってくれると言い出した。私は少し人員の「選別」を行った。李先生はこの前腰を痛めてしまい、劉組長もルームメイトも夜勤となったので休憩を取る必要がある。呉文三さんの仕事は夕方だったので、彼にお願いしようと決めた。

呉文三さんはとてもいい同志だ。武漢に来て初めての週に、五〇時間近く仕事を続けた。つい先日、重症患者がＥＣＭＯを使う時、彼が最初の当番に当たっており、新人の育成も担当していた。彼は武漢に着いてすぐ入党届を出したそうだ。まさに言行一致の入党積極者だ。武漢へ来る前、私たちの病院のＩＣＵの同僚が私に言ったことがある。呉文三さんはとても正直でいい人だから、「いじめ」ても大丈夫ですよと。今日はちょっと厚かましく、彼を「いじめ」てみようっと。

すぐに、党員のウィーチャットグループから、階ごとの引っ越しの時刻表が送られてきた。私は第一陣で行くことになった。午後二時三〇分、引っ越しの車はホテルの入口で待っていた。今日の武漢の天気はとても暑かった。このような天候の中で引っ越すことになり、多くの仲間が半袖を着ていたが、それでも汗をいっぱいかいてしまった。呉文三さんが手伝ってくれたおかげで、私の荷物は全部車に運ばれた。みんながいろいろ荷物を抱えているのを見て、彼はまた他の人を手伝いに行った。この時、私たちの周教授が、二つのスーツケースを飄々と持ちながら車の中に入って行ったのを見かけた。周教授は分配された物資を受け取りもしないそうだ。私たちとはまさに雲泥の差。

車は出発した。武漢の道路を走る車は依然として少なかった。途中は青信号ばかりで、二〇分後に宿泊先の全季ホテルに着くことができた。バスの中でスーツケースが転がらないように気をつけていたので、途中の風景を楽しむ余裕もなかった。チャンスはこれからいくらでもあることでしょう。

全季ホテルの施設はとても新しく、部屋もきれいで広かった。安心かつ安全に住めるように、指導者たちもいろいろ考えてくれたのだろう。

夜七時に、全員で党員大会が行われた。臨時党支部書記の鄭リーダーが演説を行った。「私たち上海第一陣湖北支援医療チームが武漢に到着した後、六七人の隊員が相次いで入党届を提出しました。支部の推薦、党総支部の観察を経て、三〇日間の試練の後、五名の入党積極者が選ばれました。上級組織の許可を受け、彼らは最前線で入党することになりました」とのことだ。鄭リーダーはまた、他の入党積極者を称賛した。

続いて宣誓式だ。鄭隊は五人の同志を率いて、入党の誓いを読み上げた。その後、入党した五人はそれぞれ自分の感想を述べた。その中に、私が知っている北三楼の呉志雄医師がいた。彼は私たちの「熊大熊二」[1]ペアの中の「熊二」のほうだ。普段の仕事で苦労をいとわず、そしてユーモアのある人だ。後方勤務の物資を管理するボス劉もいた……私の心の中では、かれらはずっと党員だ。とうに「入党前からすでに党員」のような人たちであった。心からおめでとう！

部屋に戻った後、鄭リーダーはまた、上海市新型コロナウイルス肺炎予防管理の指導組の臨時党委員会書記、上海市の副市長である宗明さんからの祝いの言葉を伝えた。

最前線での新党員の入党を心からお祝いし、熱烈に歓迎する！

みなさんの誓いが必ずや人民の命を救うことで実現されますように！

（1）「熊大熊二」は、アニメ『熊出没』(Boonie Bears)の中の主人公の熊の兄弟。

二月二六日　王辰院士が金銀潭病院病例対策会議に参加

夜の病例対策会議は、王辰《おうしん》院士と対面できるせっかくの機会だ。夕食をすませた後、熊教授は急き立てて病歴を報告する人を早く病院に行かせようとしていた。

二月二六日、湖北支援の三三日目。武漢、曇りのち雨。

今日は全季ホテルから出発する初日だ。シャトルバスは七時二〇分に出発することになった。バスの時刻表は昨夜、すでに党員のウィーチャットグループに送られていた。

昨夜はよく眠れなかった。一二時に少し寝て、その後は基本的に二時間ごとに目が覚めてしまった。この様子では、また何日間か睡眠の細切れ状態が続きそうだ。全季ホテルのデザインはまるで迷宮のようで、私の部屋はその奥深くにあり、部屋はとても寒かった。院内感染防止の担当医師が、このホテルのエアコンの通風システムの確認を終えないうちは、私はエアコンをつけたくなかった。それで久々の寒さを経験した。私は布団の中でぶるぶる震え、骨格筋の運動によって体を温めていた。こうして、春が来てからの初めて寒の戻りを経験したのだった。

朝早く、二階のレストランで朝食を取った。みなの食事を改善させるために、鄭リーダーは十分に頭を働かせ、ホテルの担当者と相談し、シェフを特別に招いて、一日三食を作ってもらうことにした。

昨夜の夕食時、多くの人がおいしいと言っていた。周教授でさえ、ご飯をもう一杯食べられると言った。そうね。毎日同じところで同じような食事をしていると誰でも飽きてしまうものね。今朝、レストランになんと武漢の熱乾麺[1]があったが、残念ながら私の好みじゃなかった。やっぱり故郷の白いお粥と漬物、そして油条[2]の方がいいな。

外は雨だ。ホテルの入口の大きなバケツには、いつも通りに傘がたくさん置いてあった。小さな黄色い傘もあった。私たちの後方勤務のサービスは本当に行き届いている。

今日は中央テレビ（CCTV）『焦点訪談』[3]の記者がインタビューに来た。リーダーが私を指名したのだ。今日の一日、記者が私たちの後について撮影することになった。記者も大変だ。かれらは、私たちの第一陣湖北支援医療チームが到着する前に、すでに武漢に着いていた。かれらも同じ逆行者だ。前線の実情を後方に伝えるために、同じように感染のリスクを冒しながら、病院に深く入って第一線の資料を集めていた。

朝の勤務の交替時、鄭リーダーはまたたくさんの注意事項を話した。今回のウイルスとの戦いにおいて、金銀潭病院と火神山、雷神山、および同済病院の光谷院区は最後の勝利までがんばり抜く、とのことだ。また、今夜は病例対策会議がある。三人ともこちらの階の患者で、資料を整理する必要がある。その中の一例がちょうど私たちの組にあり、報告は私がすることになった。仕事が終わった時、ホテルに帰るシャトルバスはもう出た後だった。

夜の病例対策会議は、王辰院士と対面できるせっかくの機会だ。夕食（今日は焼き魚だよ）をすませた後、熊教授は病歴を報告する人を早く病院に行かせようと急き立てた。私は急いで資料を持って病院に行った。会議室は既に満員の状態で、みんな様々な形のマスクをつけていた。病例の紹介が終わるたびに、各先生からの質問があった。華中科技大学同済病院から来た劉良《りょうりょう》教授と、中日友好病院の曹彬《そうりん》院長が質問に一つ一つ答えていた。最後に、王辰院士は、現在の研究方向、ホルモン治療のタイミング、抗凝固薬の使用について、自分の見解を述べた。二時間以上の勉強で、たくさんの収穫があった。これからの新型肺炎患者の臨床治療に対する指導的意義は、とりわけ大きかった。

ホテルに戻り、私たちの院内感染防止の担当医師がいい知らせを教えてくれた。点検の結果、エアコンが無事に使えることがわかったのだ。やっと、夜間の寒さに我慢しなくてすむようになったよ！

（1） 武漢の典型的な朝食で、茹でた小麦の麺に芝麻醤、搾菜、ネギなどを混ぜたもの。
（2） 中国式の細長い揚げパン。
（3） 中国が直面する社会問題を追求する番組で毎日一九時四〇分にCCTV1とCCTV13で放送。

二月二七日　隔離病室での教育を行ったら、中度のぜんそく発作のようになった

普段の簡単な操作が、隔離病室ではこれほど難しくなるとは思わなかった。手助けを頼めばよかったと少し後悔した。

二月二七日、湖北支援の三四日目。武漢、曇りのち雨。

目覚ましのベルの音の中で、私は必死に起き上がった。今は遅刻してはいけない。もし七時二〇分のバスに間に合わなかったら、どうやって出勤すればいいかわからない。昨日、ある先生がシャトルバスの時間を七時三〇分だと勘違いし、バスに乗り遅れてしまったそうだ。結局、タクシーもなく、ネット予約車アプリ「滴滴」(1)にも応えてくれる運転手がいなかったので、とうとう指揮部の車に頼んで病院にやってきたらしい。

外の空はどんよりと曇っていた。風通しを保つために、バスの窓は開けっぱなしにされていた。このじめじめとした朝の感覚は上海と同じだ。道端の景色がとてもきれいだった。柚子の木に、まだ落ちていない実がいっぱいなっているのが見えた。緑の葉に黄色の球のような柚子が飾られ、木いっぱいに咲くモクレンもあった。早春の寒い風の中で笑みを浮かべ、春の息吹と挨拶をもたらしてくれて

いた。

朝の勤務交替はとても速かった。その後、鄭リーダーは医学会からの挨拶を伝え、安全上の問題についてもあらためて念を押して、油断しないように注意した。

次は回診だ。今日は隔離病室に入る番となった。私たちの組のある患者にまた気胸の症状が出た。昨日のCTだと、右肺は三〇%圧縮されていて、右肺の下に肺泡もあった。肺部の基本状況を精査して、周教授はみなと相談した。自分で空気を吸収するのは難しいと思われるため補助する必要があると。胸腔に細いチューブを挿入し、胸腔の余分な空気を体外に排出して、肺への圧迫を減少することが決まった。周教授も劉組長も、私と一緒に入室して手助けすると言ってくれたが、私は丁重に断った。一人でも多くなると、リスクもまた多くなってくるからだ。それに、この操作は比較的簡単だから病室の中の看護師に手伝ってもらうこともできるし。

また防護服着用の操作だ。院内感染防止の担当医師は相変わらず隣で手伝いをしていた。この一連の防護措置が完了すると、もう汗が出た。保護服には自分の名前が書かれていて、とりわけはっきりと「医師」の二字が目を引いた（その字がないと患者は私が医者だとわからないから）。

操作の必要品を持って、隔離病室のドアを開けた。まず気胸患者の病床看護師に挨拶し、消毒用品、麻酔薬、注射器などを全部用意してもらった。そして、患者と話を交わした。気胸の原因となぜ胸腔ドレナージを行うのかを説明し、最後に、これらは平時の喫煙によるものだから、これからタバコを吸ってはいけませんよと彼に注意した。患者の真摯な目つきから私の話を全部理解してくれたと思った。これからはタバコとお別れするだろう。ほら、隔離病室でも禁煙教育はうまくいくのだ。しかし、その話をする私はずっと喘いでいた。隔離病室で話すのは大変なことだ。そのぜんそくの程度といえば、私は頭の中でめくった教科書によると、中度のぜんそく発作に相当していた。

まずは回診だ。今日退院することになった患者に退院後の指示を出した。血漿の注入を長々と待っている患者を慰めてあげた。回復して退院したいと切望している患者に状況を説明した……話すことがこれほど疲れるとは思わなかった。

私たちの組の患者全員の回診が終わった。私は最初の病室に戻って、少し休憩をとり、荒い呼吸を落ち着かせた。次はデッドヒートが待っているからだ。

看護師の準備作業は全部終わった。私たちは、患者の姿勢を正して作業を始めた。普段の簡単な操作が、隔離病室ではこれほど難しくなるとは思わなかった。手助けを頼めばよかったと少し後悔していた。穿刺口を確認し、手袋をして、通常の消毒を行い、ドレープを敷き……。この流れはマスターし尽していたはずなのに、やってみた時の実際の感覚は違う。ゴーグルはあらかじめ曇り止めを塗っていたが、やはり曇ってしまった（私の熱度が高かったからかもしれない）。視野がぼやけている。三重の手袋をはめているので、指の敏感性と柔軟性はひどく鈍った。まちがって自分の指に針を刺してしまうことを防ぐ必要もある。すべての操作はスローモーションのように進行していた。また、操作しながら、患者を慰めなければならない。「ほら、『裸の王様』と同じですよ。私がこうして、注射器で一ミリずつ吸引しているものはあなたには何も見えません。私が吸引しているのは空気なのですから。あなたの胸の中の空気です」と言った（本当は、私が抜いているのは空気ではなく、ウイルスそのものだけどね、と心の中で思っていた）。作業を終え、固定をしっかり行い、注意事項を言いつけた後は、私はまるで風呂上がりのように、全身びしょ濡れになっていた。

病室を出て、廊下の看護師のお嬢ちゃんが私の全身に、消毒薬を猛烈な勢いで吹きかけた。私は足を引きずってゆっくり歩いていた。隔離病室を離れる時、また保護服を脱がなければならなかった。今回、脱ぐのはとても遅かった。すべての細かい点に注意していたから。オフィスに戻り、手を消毒して、自分のメガネを拭き、消毒タオルで顔も拭いた。ヒーターをオンにし、温熱パッドを体に貼り付けた。体を乾燥させる必要があるからだ。夜六時に仕事が終わるまで、引き続きがんばらなければならない。この特別な時期だから、風邪を引いてはいけない。

「私に近づかないで」と急いで仲間に呼びかけた。「臭い」が気になるから。

夜、ホテルに帰り、シャワーを浴びた。振る舞われた焼き魚とレストランのステーキを楽しんだ。今日はとても食欲旺盛だった！　一一時近く、鄭リーダーはまたグループチャットで、湖北省党委員会と省政府からの、湖北支援医療チームを応援する見舞いの手紙を送ってきた。「慷慨《こうがい》、荊楚《けいそ》に赴き、白衣、戦袍《せんぽう》を做《な》す。疫去り花開く時、願わくは君、皆安好なり」とのことだ。

疲れきった体を引きずり、心たっぷりの糧をもって寝ようとしていた時、今日は第三陣湖北支援医療チームが武漢に来てからの一カ月目の日であったことを思い出した。武漢にある仁済病院の仲間たちに、「君若《も》し安好なれば、便《すなわ》ち晴天なり！　満月平安なり！」と祝福の言葉を送った。

（1）「滴滴出行《ディーディーチューシン》」は中国の配車大手会社であり、ネット予約車のサービスを提供している。

二月二八日　雷神山での結婚式がモーメンツで話題に

二人とも雷神山病院で働いているが、なかなか会う機会はなく、普段はビデオ通話やウィーチャットで連絡を保つようにしていた。この特別な時に、同僚たちは、この結婚式を通じて、二人に元気になってもらい、二人のことを応援したいと思った。

二月二八日、湖北支援の三五日目。武漢、曇りのち雨。

今日は休みだ。心を落ち着かせる事ができ、温かい牛肉ラーメンを食べ、この新しいホテルを回り、コートをていねいに洗うなどの時間がやっとできた……。

三女傑の一人である周医師と、レストランで待ち合わせることにした。三人のグループチャットではもう一人の李医者がとてもうらやましがっていた。彼女だけが万豪ホテルに残ったからだ。私たちと一緒に引っ越したかったが、彼女は寝つきが悪く、一カ月以上経ってやっと万豪ホテルのベッドに慣れたのだ。さらに、この前腰を痛めてしまったことや、おっとりした性格の持ち主だったことを考慮して、私たちはみんな彼女に引っ越さないように勧めた。もし全季ホテルに引っ越すことになれば、いつもより三〇分早く起きなければならなくなるからだ。それに、私たちが足を休めたり、食事をしたりできるこの場所を残しておいてほしかったから。わずか一カ月で私たちは深い友情を結んでいた。

あの引っ越しの日のことをいつまでも忘れないだろう。引っ越しの車が走っていくのをずっと見ていた李医師の目を思い出すたび、後ろめたいような気分になる。今日、李医師はボランティアで物資の運搬を手伝いに行き、そのついでに車の中から武漢を観光してきたようだ。私たちもうらやましくてしかたなかった。こちらに引っ越してボランティアも容易にできなくなった。

　朝食後、スマホを確認してみたら、なんと、男優の彭于《ほうう》晏《あん》さん（1）が金銀潭病院に物資を寄付している写真があった。急いで娘に転送した。彭さんは娘が好きな数少ないスターの一人なのだ。娘は今年で高校三年生。家を離れて一カ月以上になり、直接面倒を見ることはできないが、私は心配していない。学業では、彼女の担任の潘先生、大境中学校、塾の宋先生などが見てくれ、生活は家族や友達、仁済病院党委員会と労働組合、交通大学医学院、光明グループなどが彼女の面倒を見てくれているからだ。みなさんの家族への思いやりと支援に感謝する。

　私たちの組の退院患者が、こちらの三号機（隔離病室用のスマホ）にウィーチャットメッセージを送ってきた。重症病室の医療従事者による心のこもった治療と行き届いた介護に感謝したいそうだ。退院後の集中隔離の観測スポットに既に到着しており、みなさんはぜひご安心下さいとのこと。これからは医師の指示に従い、薬を飲み続け、防護をしっかりと行って休養をし、治療効果を確かなものにするとも言ってくれた。彼の妻も、もうすぐ回復して退院できそうだ。私たちがかれら夫婦に二度目の命を与えたことに感謝し、この恩を一生忘れない！と。

　可愛くて、思いやりと温もりのある患者さんだなあ！　私たちの看護師は、「回復して退院できたのを見て、私たちはあなたよりもうれしく思いました。奥様の世話はこちらにお任せ下さい。できるだけ早く会わせますから」と返事した。
お昼はとてもおいしかった。久しぶりに紅焼肉（中華風豚の角煮）を食べた。これは武漢に来て初めての紅焼肉だ。濃厚な油と赤いソース、これはまさに上海の味、故郷の味。私は一気に、二つ半も食べた。ご飯もお代わりして、お腹がいっぱいになった。食事が終わり、私は消化のためにホテルの入口に立って、風を感じながら空を見上げた。外は春雨が降っており、空がどんよりとして、やや重苦しい気分になってしまった。やはり陽光うららかな日の方がいいな。

ホテルの四階に洗濯室があることに偶然気づいた。洗濯機と乾燥機がある。なんと幸せなことだろう。コートとダウンジャケットを洗濯機に入れた時、隣にトレッドミルも見かけたが、よくよく考えてやっぱり諦めた。昨日は散々に疲れたから。明日はまた夜勤だし、部屋に帰って昼寝することにしよう。

劉組長からのウィーチャットメッセージを受け取った。彼は私に名前を変えたほうがいいと提案してきた。変だな。名前を変える？　どうして？　何に変えるの？　劉組長は、あなたは「査一抽《さいっちゅう》」（2）という名前をつけるべきだと言った。え、なんて耳障りな名前なの！　それから組長が教えてくれた。今日、彼は隔離病室に入って気胸患者の胸部の空気を抜こうとしたが、結局、何も抜き出せなかったそうだ。病床のそばにある胸部レントゲンを再度確認してみたら、胸部中の空気はほとんどなくなっていることがわかったと。昨日の私の操作で、なんと患者の気胸が治ったのだ。それで彼は、私の名前を「査一抽」に変えるべきだと（笑）。患者が治ってもう苦しまなくてよくなるのなら、喜んであだ名の一つぐらい増えたってかまいませんよ。

午後、私のウィーチャットには「雷神山結婚式」がモーメンツに溢れていた。雷神山病院で支援していた仁済の「九五年代生まれ」のカップルが、特別な結婚式を挙げたようだ。仁済病院の「九五年代生まれ」の于景海と周玲億夫婦は、もともとは二月一四日のバレンタインデーに籍を入れて、二月二八日に結婚式を考えていたが、突然襲いかかってきた新型肺炎によって計画は完全に狂ってしまった。入籍も結婚式も疫病のため中止を余儀なくされた。二人は春節の間に、それぞれ武漢を支援しようと申し込んだ。武漢で疫病と闘っている間、二人とも雷神山病院で働いているものの、なかなか会う機会はなく、普段はビデオ通話やウィーチャットで連絡をキープしていた。この特別な時に、同僚たちは、この結婚式を通じて二人に元気になってもらい、応援したいと思った。そこで、二人には内緒にして、このロマンチックな「戦場結婚式」を計画したのだ。同じ仁済人で、かつ武漢にいる私は、結婚式に参加できなくてとても残念だった。離れたところから、月並みだが真摯な祝いの言葉を送ることしかできなかった。「末長くお幸せに、早くお子さんを作って素敵な家族を築かれますように！」と祝った。

今夜は私たち全季ホテルでも誕生日祝いがあった。上海市青浦区漢方医院から来た看護師の張さんの誕生日を祝うことになった。その喜びを分かち合い、彼女と一緒に忘れられない誕生日を過ごす。私たちは愛し合うファミリーなのだ。

（1）彭于晏(Eddie Peng Yuyan)、俳優、歌手。代表作は映画『湄公河行動』など。
（2）抜くという動作は、中国語では「抽」となる。

二月二九日

患者は酸素マスクを外してまで医療従事者に「ハッピー・バースデー」と言いたかった！

重症病室では、患者が長くいると、周囲の人間の生死と別離を目の当たりにし、それぞれの家庭の苦痛を感じて、何がしかの心理的問題を抱えてしまう人が多くなる。

二月二九日、湖北支援の三六日目。武漢、晴れ。

今日は夜勤だ。だから自然に目が覚めるまで、ずっと寝ていられる。残念なことに、生物時計によって私はやはり六時三〇分に目が覚めてしまった。スマホを少しいじってから、周医師と一緒に朝食を取りに行こうと約束した。ちょうど八時の昼勤と回診の仲間たちが出発した後で、レストランの中はがらんとしていた。私は相変わらず牛肉ラーメンを頼んだ。人が少ないとシェフにいろいろ注文ができる。唐辛子も、お酢も、ネギも、全部要らないと言った（昨日のお酢をかけた麺を食べた時、私はとても敏感になった）。周医師は武漢の熱乾麺を試してみた。シェフのサービスはとてもよかった。麺を食べている時、わざわざ私のところに挨拶しにきた。牛肉ラーメンのスープはちょっと辛いが大丈夫かなと聞いてくれた。これぐらいの辛さは耐えられると急いで返事をした。周医師の頼んだ熱乾麺は、まあ、上海の冷麺と同じだと思った。その違いと言えば、一つは冷たくもう一つは温かく、そこにピーナッツソースが混ぜてあったことだけだ。周医師は唐辛子もお酢も入れなかったので、本格的な熱乾麺と比べると、味がだいぶ劣っていたかもしれない。私たち二人は、まだ武漢人の舌に慣れていないようだ。

暖かい日差しがレストランの窓から差し込んできた。今日はいい天気だ。どうやら、私の期待が現実になったようだ。ホテルのロビーに雨天用の傘がいっぱいに置いてあった。色は黒と黄色の二つしかなかった。太陽の光の下では特に調和がとれているように見えた。黙々とサービスを提供してくれたホテルのスタッフに感謝する。今回のウイルスのために黙々と奉仕してくれているすべての人々に感謝する。

ホテルの外はうららかな陽光があり、道端の白玉蘭が静かに咲いていて、一気に疲れが消えた。道路を走る車はこの前より多くなったけれど、歩道にはまだ誰もいない。道沿いの店はどれもシャッターが下ろされ、鎖が掛けられていた。去年武漢に来た時、灯火が明るく、にぎやかだったその光景を思い出し、少し感傷的になってしまった。

医療従事者のグループチャットから知ったことだが、私たちの患者を、心理科の医師が診察してくれることになったそうだ。金銀潭病院は上海湖北支援医療チームの心理科医が担当することになったとのこと。重症病室では、患者が長くいると、周囲の人間の生死と別離を目の当たりにし、それぞれの家庭の苦痛を感じて、何がしかの心理的問題を抱えてしまう人が多くなる。眠れなかったり、イライラしたり、憂うつになったりする……。

あるお年寄りは、新型肺炎で妻に先立たれてしまった。息子さんは、入院しているほうが病状がより安定すると考え、退院してほしくなかった。一方、患者自身は家に帰りたがったが、いろいろなことで心が塞ぐようになり、とても落ち込んでいた。彼には中レベルのうっ憤症状があると心理科医が評価し、急いでその治療に当たっていった。私たちの看護師の世話はとても行き届いたものだった。お粥を食べたくなかったら、看護師はすぐに自分の持っていたミルクとビスケットをあげた。果物を食べたかったら、ホテルの果物を持ってきて食べさせるようにしていた。

しかし、生活上の世話だけでは、あの老人の心の奥底にある問題は依然として解決できない。私たちは更なるヒューマンケアを行う必要があるようだ。それと同時に、心理科医の助力も欠かせない。

実は患者だけではない。これほどプレッシャーの大きい環境の中で、医療従事者にも心理的な問題が起こりやすい。幸い、心理科の医師が既に入ってきており一部の人に対し心のケアも行っていた。

抑うつについては、私たちの劉組長の話を思い出すたびに、笑いたくなってしまう。「私は、自分がうつになっていないと言ったら、必ずあなたたちに否定されてしまいます。精神病患者は自分の病気を認めたことがないからです。では、私はうつになったと言うと、『ほらやっぱり、あいつ認めているじゃないか』と、あなたたちにきっと言われます」とのことだ。隊長補佐の張明明先生は、前線で働く医療従事者向けの心理テストアンケートをグループチャットで配った。私も答えてみた。悪くはなかった。中レベルの心理的ストレスだったことを除いて、憂うつも焦燥感もなかった。私の心理状態もなかなか悪くないね。

私の心理テストの検査結果

ご参加ありがとうございます。今回の検査結果は次の通りです。

あなたは、中レベルの心理ストレスを抱えています。明確な憂うつ症状も焦燥感もありません。

もし、現在のあなたの心理状態が自分の生活や仕事に影響を及ぼしているようならば、必ず規則正しい睡眠を取って下さい。心理的適応法を通じて自分の状態を調節することをお薦めします。

自律訓練法(呼吸を調整して、自分の息に注目し、全身の筋肉を徐々にリラックスしていく)や、グラウンディング法(身の回りの物、例えば花、ペン、腕時計などを、五分ぐらいの時間を使ってゆっくりと観察する)などが含まれます。もし、あなたのマイナスの感情と感覚になかなか改善する兆しが見えないならば、専門的な心理的支援をお薦めします。


上海市漢方医院の看護師劉燕《りゅうえん》さんの誕生日は四年に一回しかない。今日、万豪ホテルで彼女のために祝ってあげることになったが、今日は夜勤だ。この特別な誕生日会にまた縁がなかったようだ。グループチャットでは、劉燕さんの世話になった患者の祝福ビデオが送られてきた。病床で横になっている患者が酸素マスクを外してまで、祝いの言葉を言おうとしていた様子に私はとても感動した。

私たちの努力によって、患者の回復が見届けられ、祝福ももらえるのだ。これは、私たちにとって、最高の励ましであり、ストレス解消のいちばんの良薬だ。

三月一日　あなたの顔を心に刻んで

太陽の光が窓辺に降り注ぎ、歓声と斉奏のハーモニーは、いつまでも人間界に響いている。勇敢な女性は無言のままで涙をふいた。あなたの顔を私の心に刻んで！

三月一日、湖北支援の三七日目。武漢、曇り。

昨夜、三女傑は新しい患者の受け入れに追われ、とても忙しかった。

夕方六時に仕事を引き継いだばかりの時、突然、他の病院からの三名の患者を受け入れることになったと聞いた。病状がどれほど深刻なのかは、誰もわからなかった。患者の入室と看護師による登録がまだ終わっていなかったから、その間に私は以前退院した患者の病歴を整理してプリントした。

その中の二人は、こちらの一組に入り、もう一人は他の組が受け入れることになった。不要な感染リスクを防ぐため、私は一人で隔離病室に入り、病歴を聞き取ることにした。

仕事を分担して、チームワークの精神を発揮していけば、よりよくかつ速く任務を遂行できる。しっかりマスクをして防護服を着て、私はもう汗まみれになってしまった。夜には院内感染防止の担当先生はいないので、隔離病室の外で働く看護師が私が防護服を着る全過程を見守ってくれ、時々手伝ってくれた。防護に関して絶対に油断はできない！

私たちの新しい患者は八八歳の老人だ。彼は病床に横たわり、酸素を吸い、息は私よりも穏やかなように見えた。老齢のため聴力が悪いことも考慮して、私は「おじさん、お名前は?」と音量を上げて聞いた(患者の情報の確認作業は通常、患者の収容時に絶対にやらなければならないことだ)。老人ははっきりしない声でいくつかの言葉を話したが、私にはわからなかった。もう一度聞いたが、やはり聞き取れなかった。急いで病床の看護師を呼んできて、「何をおっしゃっていたの?」と聞いたが、看護師も首を横に振っていた。武漢方言は本当に頭痛の種だ。「どこが具合悪いの?」と続いて聞いた。老人は、ずっとうんうん唸っていたが、答えようともしなかった。彼はいつもそうだったと看護師が教えてくれた。どうやら私たちの交流は先へ進められないようだ。前の病院の退院レポートを開いてみると、「知覚がはっきりしていません。意識が朦朧としています……」と書いてあったので、聞くのを潔く諦めることにした。身体検査をし、隔離病室の二号機を使って老人の病歴資料の写真を撮り、医師事務室の周医師の一号機に急いで送った。

次は七〇歳の老人だ。彼の意識ははっきりしていた。酸素を吸っているが、話はまだ流暢なようだった。残念ながら、私は彼の話をろくに聞き取れないでいた。幸いにも他の病院での病歴と退院レポートがあったので助かった。三番目の患者は若者で、標準語で交流した。病歴ははっきりしているが、やや時間がかかってしまった。彼も私も喘いでいたからだ。私たちは、話すスピードを下げなければならなかった。

事務室に戻ったのは、二時間後のことだった。急いで一緒に病歴を書き、医師としての指示を出した。協力は本当に良いもので、スピードも速かった。

今日の夜勤上がりの天気は悪かったが、私の心の中は太陽が輝いていた。昨夜、中央テレビの『焦点訪談』に出たからだ。番組は主に、医療従事者の目に映った忘れられない患者の姿に注目していたので、私は主役ではない。それでも人生で初めてCCTVに出たのだ。興奮しないはずはないでしょう？　テレビで私の姿を見た友達は、武漢で元気にやっているのを見てみんな安心したそうだ。それぞれウィーチャットのメッセージや、番組のビデオ、写真などを送ってきて、私を応援してくれた。その一つ一つに返信を送り、私への思いやりと支援に感謝した。あなたたち、仁済病院、上海の人民がいてくれて、さらに全国の人民が後ろ盾になってくれるおかげで、私たちは全力を尽くして前線に赴き、ウイルスとの戦いに奮闘できている。ホテルに戻り、シャワーを浴びてから、私はこの回の『焦点訪談』を最初から最後までとても真剣に見た。病室に温もりを与えてくれた、回復後の労働好きな患者に感謝する。後方勤務の「ボス劉」の辛労ぶりと仕事の大変さもCCTVに映されていた。自分の日記にも感動した。

昼はレストランでスペアリブ入り冬瓜スープを飲んだ。不思議に思って「ここ何日も、紅焼肉や手羽先だったり、スペアリブのスープだったりして、もしかしたら上海料理の専門家ですか？」とシェフに聞いた。「厨房のシェフの一人は上海料理を専門に習ったことがありますから」と答えてくれた。ホテルの指導者の手配に感謝する。あなたたちはいつも、私たちに故郷にいるような感じを与えてくれる。昼食が終わり、一階のロビーでイチゴを一箱もらった。この新鮮なイチゴは、東西湖区の人民による私たち第一線の医療従事者への思いやりの象徴である。口の中で食べ、心の中で温もりが感じられた。

夜は、北二病区のある患者さんが書いた詩『あなたの顔を心に刻んで』をもらった。上海から武漢抗疫のためにやってきた女性の英雄たちが、早く凱歌を演奏でき、勝利と共に凱旋できるようにと願ってくれた。

汗水、涙眼を打ち湿し、苦難、心間に蔵《をさ》む。嬌美柔弱《けうびにうじやく》の身軀《みからだ》、毅然として衝《む》かい、第一線に在り。巾幗《きんか》、最も美麗《きれい》な容顏《ようがん》。温やかに暖めたり、有《あ》る所の風雨、肩を並《なら》ばんことを……陽光、窓沿いに灑《そそ》ぐ。歓声斉奏の和《わ》弦《げん》、永遠に人世の間に在りて、回《まは》りて蕩《とろ》きたる。巾幗無言、擦《こす》りて乾す涙眼。我《われ》に、你《きみ》の瞼《かほ》を記《おぼ》へて住《とど》ましむ！

（汗水が涙で潤んだ目に流れていき、目をさらに潤した。苦難が心にこめられている。艶かしく美しく、しなやかで弱々しい姿をもって、毅然として第一線に駆けつけていった。勇ましい女性が最も美しい容姿を持ち、風雨に耐えながら肩を並べて人間に温もりを与えていた……太陽の光が窓辺に降り注ぎ、歓声と斉奏のハーモニーは、いつまでも人間界に響いている。勇敢な女性は無言のままで涙をふいた。あなたの顔を私の心に刻んで！）

三月二日　きっと、無事に医療チームを上海に連れて帰るよ！

鄭リーダーはキャンドルに向かって、誕生日の願いをよくよく考えた。「必ず私たち医療チームを無事に上海に連れて帰れますように！」と。

三月二日、湖北支援の三八日目。武漢、曇りのち雨。

今日はホテルで休憩することになった。朝食を終えて、ホテルの入口を行ったり来たりして散歩していた。空はどんより曇っていて、雨が降りそうだ。部屋に戻る廊下で、青浦区中心病院の周峰先生と青浦チームの何人かの医療スタッフが荷物を運んでいるのを見かけた。好奇心からちょっと聞いてみたら、上海市青浦区政府が青浦チームにおいしいものをたくさん送ってきたそうだ。階段の入口まで運んでみんなと分け合おうとしていた。あまりに熱心に勧められて、結局私は前菜としてキムチを一箱もらってきた。周医師もキムチとビスケット、インスタントラーメンをもらった。かれらは私たちに感謝した。物をもらっても感謝されるなんて。

午前九時過ぎ、愛のこもった薬が全季ホテルに届くのでボランティアが必要だと、夜勤の劉先生がグループチャットで言ってきた。私は急いで名乗りでた。場所が変わって、ボランティアをする機会がなくなったかと思ったら、どこにいてもボランティアの仕事はあるものなのだ。私はまた仕事ができた。これは上海チャリティ基金が上海湖北支援医療チームだけのために支援してきた小さな愛の薬箱だ。中には風邪薬、解熱鎮痛薬、胃薬、絆創膏など、必要な物が全部揃っていた。食べ終わったばかりの力度伸(ビタミンCタブレット)もあった。本当にタイムリー。上海チャリティ基金の何と手回しのいいこと!

昼食の後、ぐっすり眠っていたために鄭リーダーの音声電話を逃してしまった。急いで彼に連絡を入れると、新しい任務ができたと教えてくれた。金銀潭病院といくつかの医療チームは、共同医務処、共同看護部、共同院内感染防止事務所、共同専門家グループを設立することになり、私は共同医務処に配置されたとのことだ。共産党員のすべての行動は党の指令に従うものだから、私はすぐに承諾した。しかし電話を切ってから、心の中ではまた不安を感じた。私で大丈夫だろうか? またプレッシャーがかかってきたようだ。

定時の五時、私は金銀潭病院の行政楼三階の会議室に到着した。張定宇院長が司会を担当し、国家衛生健康委員会医政局の指導者からの指示を伝えた。金銀潭医療連携管理チーム設立が必要とのことだ。

私は、福建医療隊の二人と湖南医療隊の一人、国家漢方薬管理局の一人、そして金銀潭病院医務部の胡萍先生と共に共同医務処に入ることになった。私たちを率いてくれるのは金銀潭病院の黄朝林《こうちょうりん》副院長。新型肺炎に感染して回復した後、「疫線」(感染症最前線)に復帰した、尊敬すべきよき同志だ。

チームの設立後、国家衛生健康委員会の要求に従って徐々に作業を進めることになる。仕事が繁雑になるかもしれない。現状の医療の品質管理が中心だ。カルテ管理、検査管理、漢方薬治療などが含

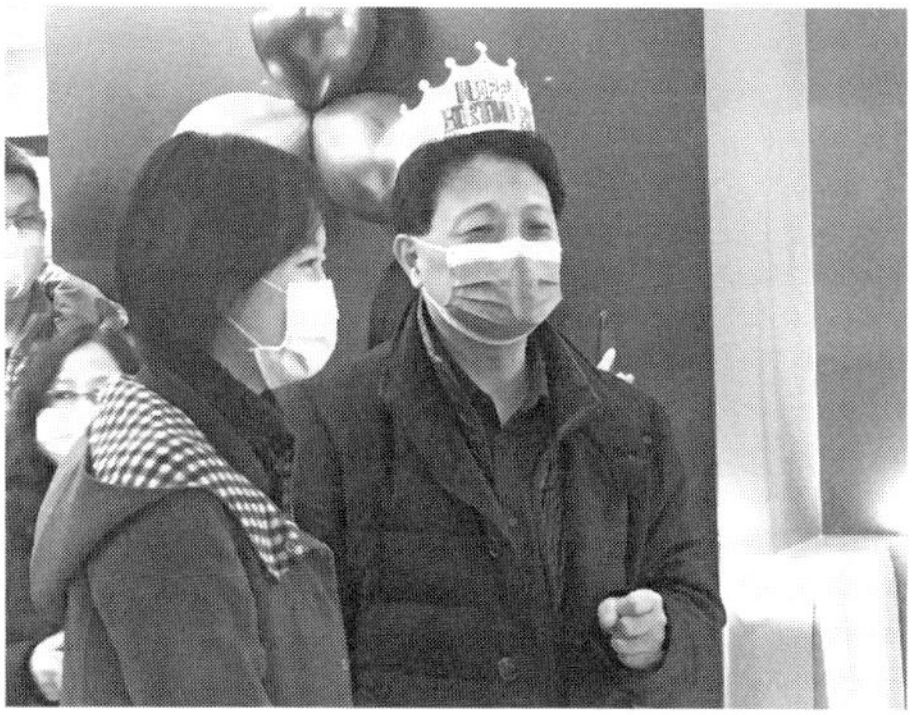

鄭リーダー(右)，お誕生日おめでとうございます！

まれていた。どうやら、まだ任重くして道遠しといったところ。張院長は彼らの病院の感染状況を報告し、引き続き院内感染防止の仕事をしっかりと行うよう要求し、看護師と院内感染の担当医師の共同努力が必要、とのことだ。続いて、鄭リーダーと湖南隊のリーダーはそれぞれの見解と経験を報告した。かれらはみんな金銀潭病院が今回の抗疫活動における非凡な成績と献身の精神を肯定し、病院の各手配を断固として服従し、支持することを表明した。

その後、私は共同医療品質管理に関する会議を聞きに行った。私たちのチームの教授は全員、その専門家グループのリストに入っていた。かれらはこれからもっと忙しくなりそうだ。

会議が終わると、急いでホテルに戻った。今日は鄭リーダーの誕生日だ。みんなホテルで首を長くして待っていた。鄭リーダーが現れると、会場から拍手が起こった。願をかける前に、「武漢は英雄の都市です。今回の抗疫戦のために犠牲を払いました。この三八日間、私たちは疫病が武漢人民の生活に与える影響を目の当たりにしました。それと同時に、武漢の人民の貢献精神と強靭さ、抗疫のために払った努力をもまた見守ることができました。特に金銀潭病院の医療関係者は大変な苦労を経験しました。陳社長(ホテルのマネージャー)のような優秀な企業家に出会うこともできました。彼は、自分の利益を犠牲にしてサービスを提供してくれています。私たちはかれらに最高の敬意を表しましょう！　私たちは武漢のすべての人々に感謝します！」と鄭リーダーは言った。
最後に、鄭リーダーはキャンドルに向かって、誕生日の願いをよくよく考えた。
「必ず私たち医療チームを無事に上海に連れて帰れますように！」と。

三月三日　医者ではないのに隔離病室に入っていく偉大な人たち！

皆の知っている隔離病室の出来事は、記者たちが様々なリスクを冒して撮影したものだ。医者ではないのに隔離病室に入っていく彼らはとても偉大だった！

三月三日、湖北支援の三九日目。武漢、曇り。

今日は回診だ。この前の日勤（勤務時間は一〇時間）で隔離病室に入ってずぶ濡れになったが、服を着替えることができず、そのまま自然乾燥させるしかなかった。そこで、回診の医師が隔離病室に入り、日勤の医師が外でその結果を待つことにすれば、回診上がりの医師はすぐにホテルに戻って着替えができるようになる、と私はグループに提案した。なんとグループのすべての医師が同意してくれたのだ。私たちの組の六人の医者は上海の六つの違う病院から来ている。この一カ月余り、周教授の指導のもとで私たちはお互いに離れられないチームになっていた。みんなで助け合い、互いに注意し、暗黙の了解で仕事のペースを合わせ、団結して親しくなっていた。

今日は周教授が隔離病室に入る予定だ。私たちの組に危篤患者がいる限り、彼は必ず回診に行くようにしていたが、ここは重症病室だから危篤患者がいないはずはないよね？

今日の回診では記者が後について撮影することになった。周教授の手配で、今日の院内感染防止の担当先生が、マスク、帽子、防護服、二重の手袋などの着用をこの記者に指導することになった。記者はまさに防護服の着用に関しての「新人」なのだ。私はそばで時々手伝っていた。周教授の防護服を着るスピードがあまりにも速くて、私はどうしてもついていけなかった。周教授の目からしたら、私も「新人」なのでしょうね。

三人は完全武装して、一緒に隔離病室に入った。周教授の回診は、いつもヒューマンケアに溢れていた。彼の目からは患者はまず人間であり、病気はその次のことだ。彼はいつも患者を慰め助けていた。

他の病区から移されたこの危篤患者は、高流量式鼻カニュラ酸素療法が必要で、もう一カ月以上入院していた。病状や緊張のために呼吸と心拍数がとても速かった。周教授は彼のことを詳しく聞いた。肺の基礎疾患などの既往症はなく、心血管系疾患のみだとわかって、健康診断をして、彼を慰めた。現在の肺の状態は細菌感染と合併しているので、薬物で病状をコントロールするから安心して下さいと伝えた。

次の患者は八八歳の老人だ。周教授は検査してみて、彼は前に胃管を自分で抜いたことがあるだろうと判断した。今は看護師は少し流動食を食べさせているが、咳が出て、吸入性肺炎を引き起こしやすいだけではなく、栄養が足りなくて病気の回復にもよくない。胃管の挿入がまだ必要だ。周教授は看護師に胃管の準備を指示し、後で自分で挿管すると言った。実は、「これほど簡単な仕事は、徳が高く人望の篤い教授の手をわずらわす必要はなく、私にもできます」と心の中で言っていたが、私は周教授の兵であり、その指令を聞かなければならない。

次の患者は第一次気胸の抜糸を行う必要がある。周教授はまた自ら……、なんと全部の仕事をやり終えた。私も力を発揮しようと思って、周教授が真剣に抜糸している時、私はもう一度患者に向けて禁煙教育を行い、体重を増やすように言った(この患者の場合やせ過ぎは気胸を起こしやすいからだ)。この方法で患者の注意を引くしかなかった。これから、隔離病室における禁煙教育を徹底的に行っていかなければならないようだ。

その後、周教授は、胃管挿管を必要とする老人のところに戻り、きちんと胃管挿入を行った。

私たちの組の患者回診が終わり、周教授は第二組の患者の様子を見に行った。私たちのチームの中で、いちばん重い病状の患者だ。周教授は病床の前で、患者の病状について第二組の熊教授と相談した。最後に、記者は看護師たちの職務中の写真を撮った。画面の中で、真面目に働いている彼女たちは本当に美しかった！　振り返ると、記者は苦しそうな格好でしゃがんで、ひっきりなしにシャッターを押していた。どの道に従事する者も容易ではない。みんな私たち医療従事者のつらさを知っているが、記者たちも何と苦労していることだろう。多くの人が知っている隔離病室の出来事は、記者たちが様々なリスクを冒して撮影したものだ。医者ではないのに隔離病室に入っていくかれらはとても偉大だった！

隔離病室を出る時、記者が防護服を脱ぐのを、私と中のもう一人の看護師が指導することになった。カメラを紫外線で消毒し、消毒ウェットティッシュで拭くことなども含まれる。手順を踏まえ、少しでも油断はできない！

午後はまた、愛の込められたごちそうが送られてきたそうだ。今回はアリババの「馬パパ」(1)から振る舞われたのだ。一点点というブランドのミルクティと、ピザハットの手羽先だった。ごちそうのケースに、「医の大者、亦《ま》た士亦た俠(2)」と書いてあった。仲間たちは手羽先をかじり、ミルクを飲みながら、「『馬パパ』に感謝するためにも、双十一(ダブルイレブン)(3)のショッピングを引き続きがんばりましょう」と言った。

夕食後、ホテルの前を歩いて食べた物の消化に努めた。鄭リーダーと周教授がケーキを持っているのを偶然見かけた。きっと誰かの誕生日を祝うため万豪ホテルに行こうとしているのだろう。同じ月に生まれた人の誕生日を一日にまとめて一斉に祝おうとこの前提案した人がいた。ところが鄭リーダーは、一人一人に家にいるような感じでいてもらい、皆に重視されていることを知ってもらうために、それぞれの日に誕生日を祝うことにした。そうするとかれら自身は苦労が増えて、毎回、二つのホテルの間を行ったり来たりで奔走することになるのだった。

(1) アリババグループの創業者馬雲(Jack Ma)のことを親しみを込めて「馬爸爸」と呼んでいる。
(2) 原文は「医之大者、亦士亦俠」。違大な医者は、才能も義俠心もあるという意。
(3) 毎年一一月一一日にアリババグループをはじめ、各大手通販サイトが一斉に行うセールイベント双十一ショッピングカーニバル(双十一購物狂歓節)のこと。

三月四日　なんでもできる陳教授

私から見たら、彼はチームの「ドラえもん」。なんでもできる。挿管、CRRT、ECMO、病床での心臓超音波などなど。

三月四日、湖北支援の四〇日目。武漢、晴れ。

今日は天気が良かった。バスで病院に行く途中、ホテルの入口の早咲き桜が既に枝の先に薄いピンク色を見せていたことに気づいた。まもなく満開の桜が見られそうだ。

今日は日勤だ。オフィスに着くと、鄭リーダーが怒っている最中だった。その怒りが私に向わないよう、黙々と端っこに座っていた。昨夜の患者の収容プロセスが規範を完全には踏まえていなかったことが原因だった。「必ずプロセスを規範化し、プロセスに従って仕事を運ばなければならない。患者に万一のことがあったら、誰も責任を負いきれない」と鄭リーダーは強調した。そう、私たちの医療チームが金銀潭病院で、これまでの四〇日間、質を保証していた生命線は、まさに規範そのものだった。チームの中の擦り合わせと、仕事の質向上の時期を経て、まさにその効果が発揮できる最適の時だった。私たちがプロセスを規範化してこそ、これまでのことができたのだ。私たちのオフィスの壁には、「規範」と「プロセス」がいっぱい貼ってあった。

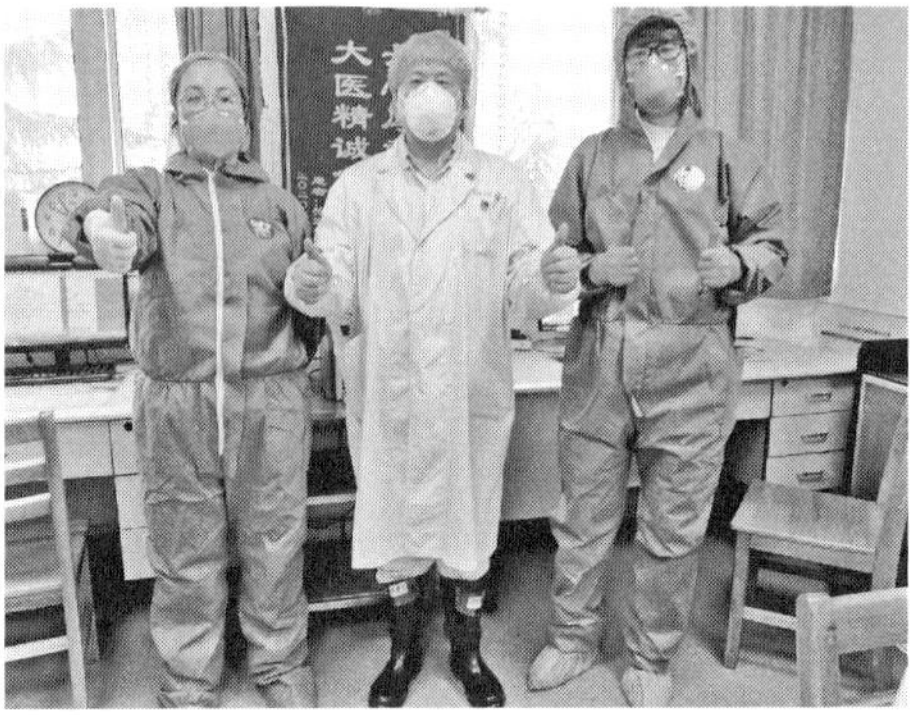

陳教授との集合写真（左から，査瓊芳，陳徳昌，劉瑞鱗）

第二組の女性患者は、一昨日の気管挿管の後、昨日の午後CRRT（腎機能代替療法）[1]が行われた。昨日の午前、勤務交替の時に、患者の尿が少ないとの話があった。専門家グループの討論を経て、患者にCRRTを行うことが決まった。これは私たちの医療チームの武漢における初のCRRT操作だ。腎内科の専門家はいないが、重症組の陳徳昌教授がいてくれた。私から見たら、彼はチームの「ドラえもん」。なんでもできるのだ。挿管、CRRT、ECMO、病床での心臓超音波などなど。また、病例対策会議では、新型肺炎の炎症メカニズムについても独自の見解を示すこともできた。昨日の午後、彼は北三楼の「熊大熊二」（この二人はそれぞれ呼吸器科の主任と重症医学科の副主任）のペアと、労働模範者の看護師長と共に隔離病室に入り、心臓超音波を通して大腿静脈穿刺を行い、CRRT操作を終了させた。

今朝の交替後、鄭リーダーは看護師長と何名かの専門家教授に繰り返し言いつけていた。CRRTの看護師グループと医師グループを別に設立して、患者の各診療の細部にも注目し、的を射た正確な治療を必ず行わなければならないと言った。

日勤の仕事はとても多かった。第二組にはCRRTと気管挿管の危篤患者がいた。第三組には、新しく受け入れた意識不明の患者がいた。今日はまた、医務処と患者家族への連絡もしなければならなかった。私たちの組の仕事も次から次へと現れ、絶えず処理する必要がある。

昼頃、共同医務処から連絡が来た。今日は夜七時から、行政楼会議室で病例対策会議を行うことになったそうだ。ＩＣＵの二人の患者についてだ。共同医務処の幹事として、私はもちろん職務を担う。三階の医師グループチャット、二階の医師グループチャットにそれぞれ連絡を入れ、時間のある隊員にぜひ勉強に来てもらうようにした。そして今夜、対策会議に参加する専門家グループのメンバーに知らせ、患者の病歴を収集して専門家に送った……。場所が変わっても、また病区の組長を務めているような気がしてきた！

午後六時に、夜勤の医者と時間通りに交替した。服を着替えて、急いで万豪ホテルに行き、夕食を食べさせてもらうことにした。一日中お腹が空いていたので、エネルギーを補充しなくてはならない。時間が迫っていたから食べるのも速かった。すべての食べ物を胃袋に押し込んでいるような気がした。そして、また休まずに病院に駆けつけていった。病院に行く途中、こっそり自分の胃のことを応援した。がんばって。こんな時に変な気を起こしたりしないでよ。

病例対策会議は三階の会議室で行われた。張定宇院長の話によると、「参加者はそれほど多くないと、まさかこれほどたくさんの人が来るとは思いませんでした」とのことだ。みんなの学習意欲が高まっているようだ。勉強するたびに、上手になっていくものね！

会議が終わって、夜九時のシャトルバスに乗ってホテルに帰った。病院の入口で、夜間に患者を受け入れる光景を見かけた。

バスに乗っている時、医療従事者のグループチャットでは、故郷料理の話で盛り上がっていた。それも、隊長補佐の張明明さんがみんなに錦江国際グループ[2]のシェフたちが上海湖北支援医療チームのために作った郷土料理が明日届くことになったと言ったからだ。ごちそうを振る舞われるのは今回で二回目だ。一回目のごちそうのパルミエを食べ終わったばかりで、またごちそうがやってくるのだ。上海錦江グループに感謝。上海市政府の思いやりと配慮に感謝。その後、医療従事者グループチャットには、食べたい上海料理の名前がひっきりなしに出ていた。小籠包、小楊生煎[3]、白菜と豚肉入りワンタン、ナズナワンタンがあった……。日本料理を食べたいと言う仲間さえもいた。どうやら私たち医療チームに「食いしん坊」がどんどん増えていくみたい。

今夜は故郷の料理に舌鼓を打つ夢が見られそう。

（1）腎臓の通常の血液濾過機能を置き換える療法。腎臓がうまく機能していない時に用いられる。

（2）錦江国際グループは、中国最大規模の総合型観光企業グループの一つ。

（3）上海で最も有名な生煎（焼きまんじゅう）専門店。

三月五日　啓蟄の日、祈願の日

古人曰く、「瘟疫《おんえき》大雪に始まり、冬至に発し、小寒に生じ、大寒に長じ、立春に盛り、雨水に弱り、驚蟄に衰ふ」とのことだ。冬の間に奪われた生命力は、春になると全部蘇ってくる。これからの毎日がますますよくなりますように！

三月五日、湖北支援の四一日目。武漢、晴れ。

今日は休みだ。朝食のあと、周医師と一緒にホテルの入口で日光浴をし、ついでに道沿いの桜を鑑賞した。道端の桜はもう咲いていた。赤い木葉がピンクの花をさえぎっており、遠くから見ると、やはり赤い色の木葉だけが見えた。桜が満開になる時は、ピンク色の桜木になるかもしれない。

今日、仕事のグループチャットには、熊教授が気管挿管の患者のために、気管支肺胞洗浄検査(1)を行っている写真があった。伝染病患者に直面するきわめてリスクの大きい操作だったが、熊教授は相変わらず、勇敢に危険に立ち向かおうとしていた。

熊維寧《ゆういねい》教授は上海九院の呼吸器科主任だ。私たち医療チームの医師組の副リーダーでもある。仕事中、彼は厳しくてまじめなので、みんなから熊教授と呼ばれ尊敬されているが、仕事以外ではとても心優しく気さくな人で、みんなは彼のことを「熊大」と呼んでいる。私たちの北三楼の重症組「熊大熊二」ペアの「熊大」のほうだ。

この名前の由来は、熊教授の話によると彼は普段「熊さん」と呼ばれているそうだ。武漢に着いたら、チームの中にはまた「雄さん」(2)という華東病院の重症医学科の呉志雄副主任がいた。かれらをちゃんと区別するために、二人は「熊大熊二」という兄弟になったとのことだ。

「熊大」教授は、武漢に来たばかりの時、これほど多くの新型肺炎患者が入院できないのを見て、心の中に美しい構想を秘めた。すなわち、船の方艙病院を建設し、患者を全部クルーズ船か汽船に収容し、集中隔離と管理を行い、医療従事者は毎日船に乗って患者を治療しに行くという構想だった。

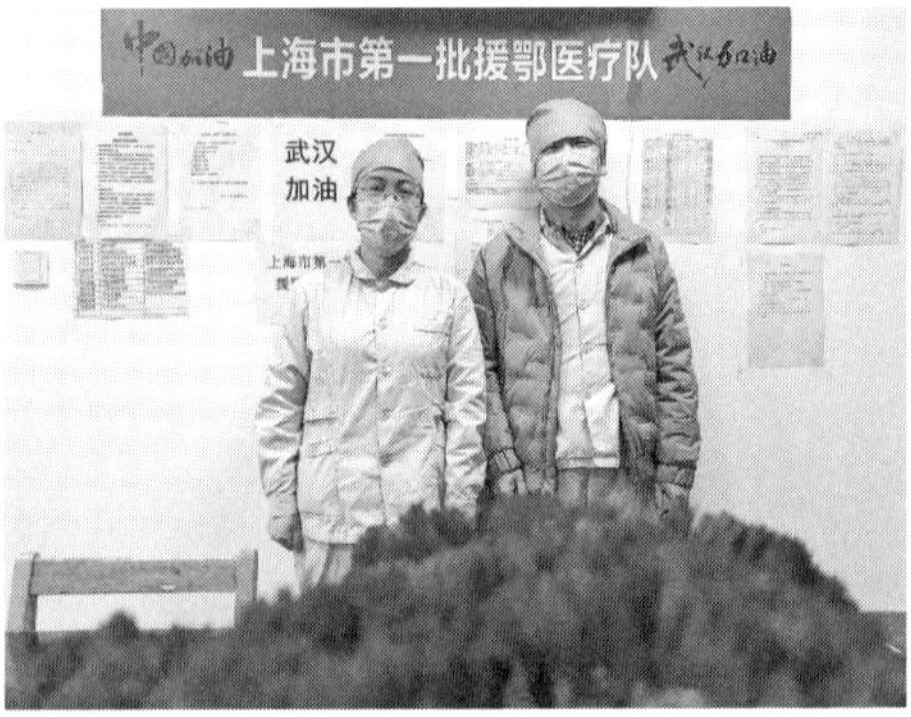

「熊大」との写真

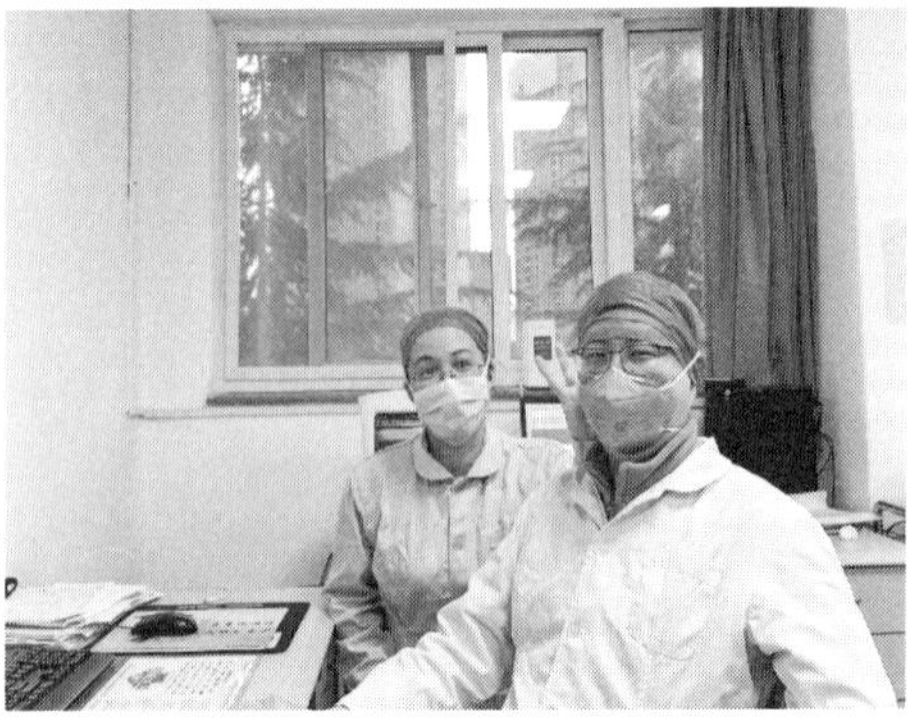
「熊二」との写真

クルーズ船であれば、太陽が浴びられ、ウイルスを死滅させるのに役立ち、ショーなどをアレンジして、みんなを楽しませることもできる。その構想を思いついてまもなく、武漢は方艙病院を建設し始めた。その後、ホテルの部屋が逼迫しているとの話があり、医療従事者は船の上に泊まることになったそうだ。こうして、彼の構想とは船上に泊まるメンバーが変わったが、構想はほぼ実現することになった。熊教授はとても親しみやすい人で、腕もなかなか悪くない。私たちのグループの初発の気管挿管を、周教授と奪い合ってぜひ行おうとしていたのは、まさに彼だった。その奪い合いでは周教授に負けたのだが。

午前、ウィーチャットのモーメンツで、うれしいニュースを見た。上海錦江国際グループからの美食はすでに雷神山病院に届いたそうだ。仁済病院の同僚たちも続々と、ごちそうの写真をモーメンツに載せていた。私はずっと故郷のごちそうにありつけるのを待ちに待った。午後二時過ぎ、私たちの故郷の料理がやってきた。仲間たちは特色のある郷土料理、お菓子、レジャー食品を喜んでもらった。食べ物の中に熊のおもちゃがあるのを見て、私は跳び上がって喜んだ。錦江からの見舞いの手紙を真剣に読み、これは特に、「八〇年代生まれ」「九〇年代生まれ」の若者のために用意された「守り熊」のおもちゃであることに気づいた。みんなのストレスを和らげて、気持をリラックスさせ、防疫活動を健康的に続けていってほしいという願いがこめられていた。若者たちのおかげで、「七〇年代生まれ」の私も、「守り熊」をただでもらい、クマに守ってもらうことができた。

今日は三月五日、雷鋒に学ぶ日(3)だ。今の道路では、道を渡るおばあさんを助けることはできないが、依然として、数多くの武漢市民のボランティアがいた。遠くのスーパーの入口にバスが止まっているのが見え、その脇のドアから荷物を次々と車の中へ運んでいく人の姿があった。ニュースの中で言っていた、住民のために生活物資を調達している各団地のボランティアに違いない。

今回のウイルスが原因で、武漢はロックダウンされてしまった。武漢の人民が多くの困難に直面した。衣食住や交通、医者に聞いて薬を買うことなどが含まれる。この時ボランティアたちは勇敢に自分の名を挙げ、自分から進んで、みんなの問題を解決しようとしていた。「ボランティア」と呼ぶけれど、実はかれらは「雷鋒」そのものだ！　遠路はるばるおいしいものとメッセージを送ってくれた運転手、その後ろにいる上海の人民、私たちの出退勤を送迎する武漢人のドライバー、私たちのために料理を作ってサービスを提供するホテルの従業員、入口の警備員、無料で医療従事者のためにサービスする「滴滴」の運転手……。みんな雷鋒のよき手本を学んでいる。私たちも『雷鋒日記』に書かれているように、「日常の、ささいな、平凡な仕事を進んでやり、聞こえのよい話は控えめに」するべき。

今日は啓蟄《けいちつ》の日、祈願に向いている。古人曰く、「瘟疫大雪に始まり、冬至に発し、小寒に生じ、大寒に長じ、立春に盛り、雨水に弱り、驚蟄に衰ふ」とのことだ。冬の間に奪われた生命力は、春になると全部蘇ってくる。これからの毎日が、ますますよくなりますように！

（1）　気管支肺胞洗浄検査とは、肺の一部に生理食塩水を入れてそれを回収する検査である。気管支鏡という細くて柔らかい肺のカメラを使用して、回収した液を調べることにより様々な呼吸器疾患の診断や治療効果の判定を行うことができる。

（2）中国語では、「熊」と「雄」が同じ発音。

（3）一九六三年三月五日、毛沢東主席は、「雷鋒同志に学ぼう」と全国人民に呼びかけた。

三月六日　ごちそうの「虜」になった一日

今日は夜勤だ。午後はぐっすり眠った。目が覚めた後、家族とビデオ通話をして、また、水をたくさん飲んで、良く休んで、果物もご飯ももっと食べて下さいと念を押されていた。

三月六日、湖北支援の四二日目。武漢、曇り。

今日はどんよりと曇っていたが、故郷の料理を食べた私たちの心の中はとてもウキウキと明るかった。私たちは昨夜から、錦江シェフが作った料理を貪るように平らげていった。上海でもめったに食べられない料理だけではなく、たっぷりの愛が込められていた豪華料理でもあった。貪るように平らげたのは、これらの食べ物に賞味期限があるからだ。二日間、三日間、一番長いXO醬でも常温で六日間だけ。他人の愛を無にしてはいけない、また、食料を浪費してはいけないという原則のもと、冷蔵庫での保存ができない状況下では、お腹に入れるのがベストでしょ！　仲間たちは自分の分を手に取りレストランに入って、お互いに「がんばって」食料をシェアし合うのもいれば、ビニール袋の中に入れて窓口にかけ、一日でも長持ちするようにする人もいた。もちろんそれ以上に多かったのが、ひたすら大食いする人たちだ。グループチャットでは、ある先生が親切にも「どの食品は何日まで食べられる」と知らせ、みんなにさらに緊迫感を与えた（笑）。これも、「愛の代償」だね。

八宝辣醤(1)と蟹粉(2)に白いお粥というぜいたくな朝食の後、ホテルの入口で引き続き食事の消化活動に努めた。今回は周医師と少し離れたところまで歩き、通りの向かい側にやってきた。デパートの正門は全部閉鎖されており、ケンタッキー、屈臣氏（ワトソンズ）(3)、子供の楽園も全部固く閉まっていた。唯一開いているのはホテルだった。その入口で上海の車を見かけた。よく見ると、上海東方病院の国家緊急医学救援隊の車だった。人生何処、相逢はずんば(4)というように、東方病院医療チームが働いている武漢リビングは、前に住んでいた万豪ホテルの隣にあり、金銀潭病院の通りの向こうだったが、引っ越した後でもまた隣にあるとは思わなかった。故郷を離れた今は、上海の車を見ただけでも、とても懐かしく思われた。

昼もやはり故郷の料理を携えてレストランに入ることにした。レストランは「武昌魚」を用意してくれた。毛主席の「才《わず》かに長江水飲みて、又た食う武昌魚(5)」の中の「武昌魚」のことだ。朝食が終わり、私たちはまたホテルの陳マネージャーの用意した「銀耳桃膠羹(6)」を飲んだ。昨日、私たちは胃を温める効果のある「黒砂糖生姜茶」を飲んだばかりで、今日はまた肺を潤す効果のある「銀耳桃膠羹」があった。陳マネージャーは私たちを「虜」にしようとしているのかしら。

今日は夜勤だ。午後はぐっすり眠った。目が覚めた後、家族とビデオ通話をして、また、水をたくさん飲んで、よく休んで、果物もご飯ももっと食べて下さいと念を押されていた。これほどたくさんの愛の食品があり、食べないわけにはいかないよね？

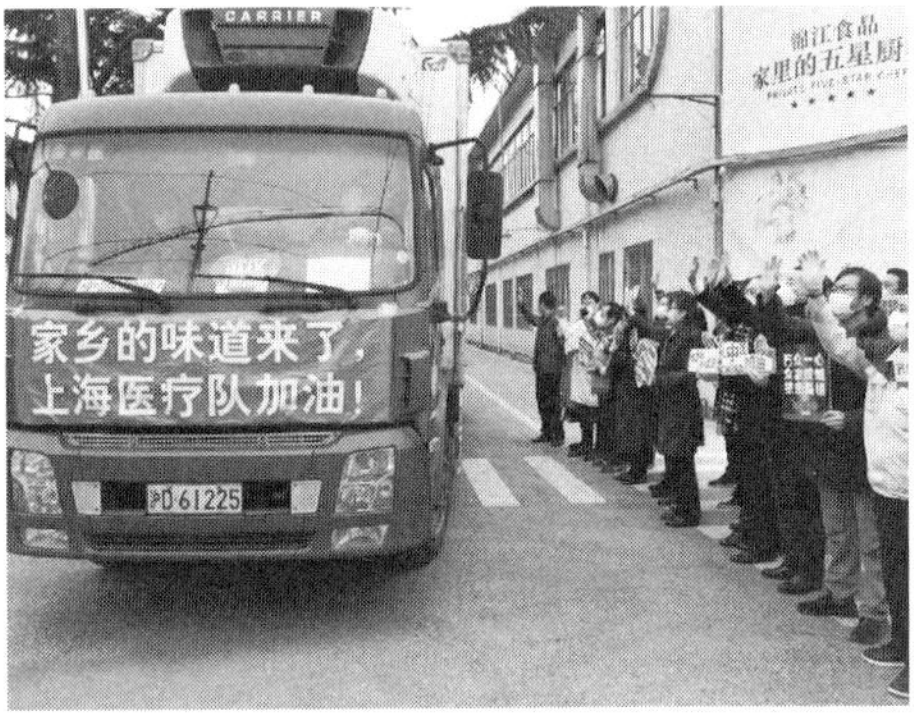

故郷の味がきた

出勤前、仁済病院から雷神山病院にやってきた後方勤務の施陽先生から挨拶された。今晩、金銀潭病院の四人からなる小さな分隊を派遣して、仁済の実家料理を送らせることにしたそうだ。同じく故郷の味だ。仁済食堂の沈大成さんが作ったグルメを真空で包装したものだ。四喜烤麩(7)、油燜筍(8)などがあった……。

今日の昼間は地元のごちそうの中で過ごした。おいしいものを作ってくれたみんなに感謝。今夜、お腹がいっぱいになった三女傑は、また夜勤をがんばります。すべての患者が無事でありますように。

(1) さいの目野菜のピリ辛煮。

(2) 上海の蟹粉（シェーフェン）は上海蟹のみそと蟹肉をネギ、ショウガ、ごま油などで味付けし冷凍したもの。

(3) 屈臣氏（Watson's）は、大手のドラッグストアチェーン。

(4) 原文は「人生何處不相逢」。別れた後でもいずれ逢うことができようとの意で、出典は宋代晏殊『金柅園』。

(5) 一九五六年、毛沢東主席が武漢で詠んだ作。

(6) シロキクラゲや桃などの具の入った甘いスープ。

(7) グルテンから作られた蒸し麸の甘辛煮。

(8) ぶつ切りにした春筍を醤油と砂糖で炒め煮にして甘辛く真っ茶色に仕上げた料理。

三月七日　勝利への道のり

鄭リーダーは武漢での毎日の新しい病例数と退院の人数を結び付けて分析し、勝利への道のりが近づいてきたことを伝えると同時に、引き続き十分に気をつけて、防護をいつまでも怠ってはならないと注意した。

三月七日、湖北支援の四三日目。武漢、晴れ。

昨日は夜勤だ。問題があったのは第二組の気管挿管とＣＲＲＴ合併症のある患者だけだった。血圧、尿量、摂取量、血液の酸素飽和度……、一晩中、彼女の周りを回って、私たちにとって彼女はまさにＶＩＰ会員なのだった。

朝の勤務交替時に、鄭リーダーはまたヒューマンケアのことに言及した。その時、武漢三院にいる上海市第三陣湖北支援医療チームのメンバーの一人で、仁済病院ＩＣＵから来た余躍天医師が隔離病室で地面に跪きながら、患者の閉鎖式胸腔ドレナージ[1]を一〇分間も行っていた時の写真を示した。また、中山病院湖北支援医療チームの呼吸療法士の劉凱《りゅうがい》医師が患者のＣＴをする時に、わざわざいったん立ち止まり、患者と共に日没を楽しんでいた時の写真も見せた。

この二枚の写真はほんの一瞬のショットだったが、心ある人によって写真に撮られ、多くの人が感動した。これらのありふれたささいなことは、ほとんどの医療従事者がやっていることだ。患者の姿勢の快適さのために、操作の便利さのために、患者の気持をよくするために。普段であれ、ウイルスとの戦いであれ、私たちにとってはただの日常茶飯事だ。医療従事者と患者における思いやりとふれあいの瞬間に、すべての人が感動した。鄭リーダーはみんなも思いやりのある人になってほしいと言った。

また、鄭リーダーは武漢での毎日の新しい病例数と退院人数を関連づけて分析し、勝利への道のりが近づいてきたことを伝えると同時に、引き続き十分に気をつけてもらい、防護をいつまでも怠ってはならないと注意した。生活の面では必ず組織のルールに従い、安全にも注意しなければならないとのことだ。

夜勤からホテルに帰るシャトルバスではずっと、道端の桜がきれいに映え、黄金色の菜の花が満開になったのが見えた。黄色のオウバイ、木いっぱいの白玉蘭もあった……。本格的な春の到来で武漢はますます美しくなった。

午後一時、特別に重要な党員大会があった。今日、上海医療チームの一七名の入党積極者が第一線で入党することになった。この中に仁済病院外科ICUの看護師、呉文三さんがいた。彼は私たち上海第一陣湖北支援医療チームの臨時党支部第六組の中で、強く入党を望んできた一人でもある（私と同じ組だ）。二〇〇五年に病院に入ってから、ずっとまじめに勤勉に仕事に取り組んでいた彼は、ICU公認の「いい人」だった。仁済で働いたここ数年、ECMOなど多くの専門知識とスキルに熟練し、それを駆使できるようになっていた。思想の面では一途に党組織に寄り添ってきた。上海にいる時、彼は入党申請書を書いたことがあった。武漢に着いたら、彼はまた誰よりも早く最初に入党申請書を提出した。仕事では医療チームの指導者の指示に従い、自分の専門的優位性を発揮し、全身全霊で患者のためにサービスを提供していた。チームの初のECMO介護に参加し、CRRT看護にも関わり、いくつかの高いリスクの操作を積極的に引き受けただけではなく、患者の生理と心理のケアにも気を配るようにしていた。また、休みの時は私たちボランティアの小分隊一の力持ちだった。前回の引っ越しでも、彼は自ら進んで私に手を貸してくれていた。今日、彼は第一線で入党したのだ。私は、彼と同じように喜び、彼のことを誇りに思い、自慢に思った。

もう一人の「興兄さん」は、周医師を通じて知り合った。当時、奉賢区漢方医院から来た彼は、彼の病院から来た唯一の男性だった。重い荷物の運搬や女子の世話などは全部彼の責任となった。金銀潭病院で、彼は院内感染防止組にいた。朝はいつもオフィスで掃除したり、テーブルを拭いたり、キーボードを消毒したりしていた。私が隔離病室に入る前に、防護服の着用を何回か手伝ってくれていた。

瑠璃も玻璃も照らせば光るというように、今日かれらは光栄にも中国共産党に入党した。

鄭リーダーが皆を率いて、入党の宣誓を行った。「私は中国共産党への入党を志願します。党の綱領を擁護します……いつでも党と人民のために一切を犠牲にする準備ができています。永遠に党を裏切ることはありません」という宣誓の高らかな響きがずっと耳に残った。

党員大会の前に、長い党員履歴を持つ人間として、私は党旗の下で記念写真を撮った。党員大会後、呉文三さんの単独の宣誓写真を撮りたかったが、残念ながら党旗の下は人が多すぎて、急いで一枚だけ撮って記念に残すしかなかった。

寝る前に、鄭リーダーは女性たちに挨拶を送った。「あなたたちは両親の『小棉襖[2]』、夫の『繞指柔[3]』、子どもの『避風港[4]』です。そして今やいちばん美しい『逆行者[5]』でもあります。新型肺炎の疫病を前にして、一人一人の逆行する医療従事者はまるで一筋の光のようです。みなさんの目に『星辰大海[6]』が映っており、みなさんはまさに人間界の愛を心に抱いている天使なのです。第一一〇回の三月八日国際婦人デーの到来に際して、医療チーム全体の男性、臨床党総支部を代表して、抗疫の最前線で奮闘する最も美しい天使、私たちの女神に敬意を表します！」

（1）胸腔にドレーンを挿入し、空気または液体を排出すること。閉鎖式とは、カテーテルにバッグを接続して貯留させるドレーンのことをいう。
（2）暖かい綿入れの上着。
（3）女性の優しくおとなしい様の形容。
（4）嵐から子どもを守る港というたとえ。
（5）武漢がロックダウンされ、そこに行かないようにという呼びかけがあったが、医療従事者はその流れと逆に、武漢に赴こうとするため、かれらのことが「逆行者」と呼ばれるようになった。
（6）「星辰大海」は、大きな目標を持つことの意。「星辰」は未来や目標で、「大海」は広くて大きいことを意味する。

三月八日　あなたたちに春を届けよう

私たちは、あなたたちの代わりに前線に行くことができない。あなたたちのストレスは想像し難しいが、私たちはあなたたちに春ならお届けできるかもしれない。あなたたちなしでは、春もやってはこないから。

三月八日、湖北支援の四四日目。武漢、曇りのち雨。

ホテルがみんなのために心を込めて用意した「三八節」(1)のスペシャル朝食——紫色のバラのお菓子を食べた後、周医師と一緒に金銀湖を探訪しに行こうと思った。この前、車で一回通ってから、金銀湖のことがいつまでも脳裏から離れなくなった。湖のほとりのしだれ柳と、波に反射する光で水面が輝いていた時のことが忘れられない。記憶の中のコースだと、ホテル入口の金銀湖道路に沿ってまっすぐ行けば、美しい金銀湖の畔にたどり着けるはずだ。

今日は休みで、また「女神の日」だ。私は中に手術服(医師という身分の証明)、外に厚いコートを着ていた。ポケットの中に仕事カードと通行証がなくても、万一警察にあったら、通行させてくれるかもしれないからね。

半時間以上歩いていていたら汗だくになってしまったが、期待していた金銀湖の姿はまだ見えてこなかった。がっかりして帰るしかなかった。ホテルに戻ると、裏口からまっすぐ行くと、すぐ湖の近くまでたどり着けますよとスタッフが教えてくれた。もちろん私たちが歩いた方向からも行けるのだが、距離はちょっと遠いらしい。ああ、一言尋ねておけばよかった。道のりの遠近の判断を間違って、計画が水浸しになってしまった。次の休憩時間に美しい金銀湖を探すしかないね。

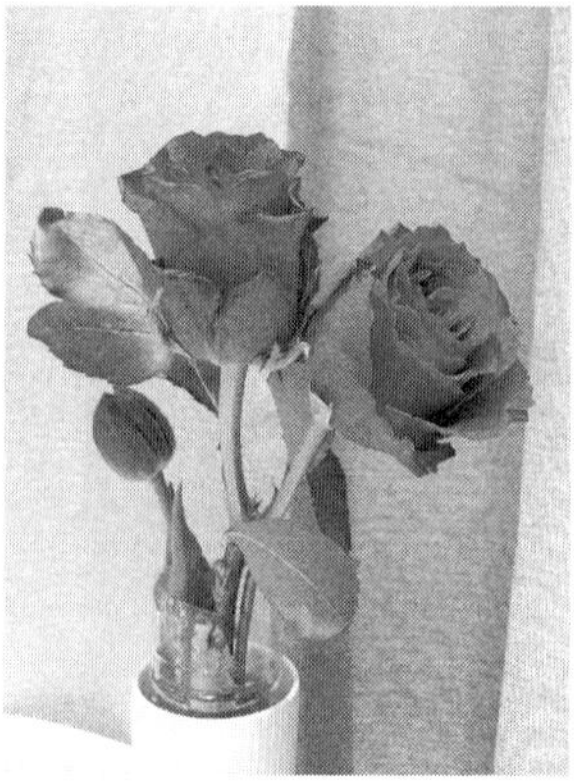

女神の日のプレゼント——バラ

今日は中山病院青浦分院のある看護師の誕生日だ。私は一二時前にレストランに行き、女神の日と誕生日が同じ日なのだから、ぜひ彼女に祝福を送らなくてはと思ったが、残念なことに、祝福の時間をより有意義にするために、鄭リーダーと周教授は一一時三八分に誕生日のキャンドルを灯して誕生日のお祝いをすることを決めたそうだ。誕生日の歌には間に合わなかったけれど、ケーキにはなんとかありつけた。どうも私は「吃福」(2)のある人みたいだ。今日は青浦小分隊の全員が席に着いた。青浦隊長の周峰先生の紹介によると、青浦チームは二〇人近くの医療従事者からなり、そのほとんどは共産党員だった。困難を前に党員はいつも先頭に立つ。この分隊は人も多く、力も大きい。それを見て、私は心からうらやましく思った。

午後、東西湖区の李区長が私たち女性を見舞いに来た。二回もしくじっていたので、私は早めにホテルのロビーに行くことにした。外は雨が降っていた。今日休みだった私たち十数人の女性医療従事者がホテルのロビーに座っていた。李区長一行は雨の中、バラとチューリップを持ってきて、みんなのために祝日の祝いをした。

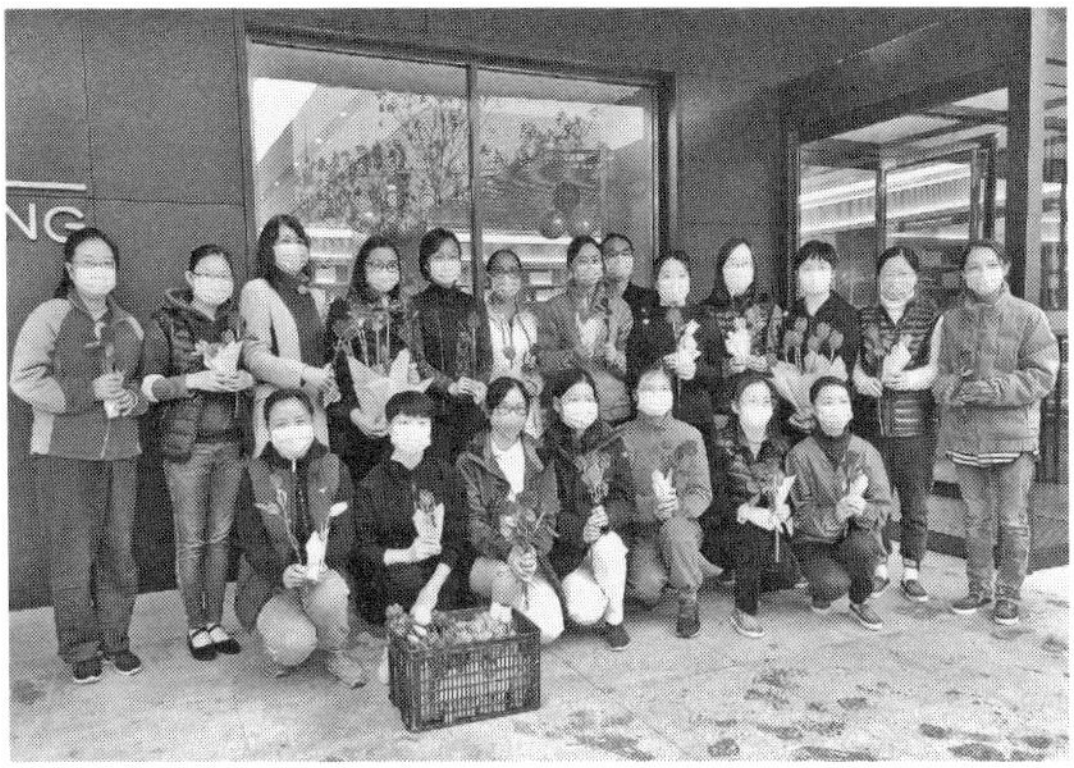

女神たちの集合写真

チューリップは武漢のチューリップ花園からのものだ。花の鮮度を保つために、ボランティアが連夜摘み取って、武漢の生け花協会でしっかりと挿してもらってから、こちらに送ったそうだ。バラの花はさらに貴重で、雲南から長沙に空輸して、連日の高速道路を経て武漢に着いたと聞いた。ウイルスと戦う時の花はなかなか得難いものがある。この祝日に、東西湖区の七〇万人以上の人々から私たちへの挨拶、祝福と崇高な敬意が表されていた。私たちは手に花をささげ持って、陰で黙々と私たちを助けてくれた無名の英雄たちに感謝した。私たちはただするべきことをして、背負うべき責任を担っただけなのに、これほど高い礼遇を受けることになったなんて！

　夕食の時、鄭リーダーに会った。彼は、私が今日の午後の死亡病例対策の検討と報告の会議に欠席したことを残念がってくれた。初めて仕事の入っていない女神の日を過ごしたけれど、知識の饗宴を逃してしまったようだ。二兎を追う者は一兎をも得ず[3]というものだ。

　寝る前に、雲南の花農家が武漢第一線で抗疫する白衣の天使たちに書いた手紙を読んだ。「……私たちは、あなたたちの代わりに前線に行くことができない。あなたたちのストレスを想像するのは難しいが、私たちはあなたたちに、春ならお届けすることができるかもしれない。あなたたちなしでは、春もやってはこないから」と書いてあった。

春なら、ほら、私たちのそばに来ている！

（1）中国では、三月八日の国際女性デーを「三八節」と呼ぶ。

（2）食べることに幸運があるという意味。

（3）原文は「魚和熊掌不可兼得」。魚と熊の手は同時に得ることはできないの意。

三月九日　「実家の人」に会った

張副院長と一目会ったとたん、彼はなんとこう言うではないか。「いったいどちらさんだい？　いつもと様子が違うようだが」「フェイスマスクでもつけてるのかい？」と。

三月九日、湖北支援の四五日目。武漢、曇りのち雨。

昨夜、思いがけず北京の警官からの手紙が届いた。今は武漢への輸送が不便なので、その警官は手紙の写真を撮って友達に頼み、ウィーチャットで湖北支援の医者に転送してもらうことにした。そして、その友人が、私のことを思い出して手紙の写真を転送してくれたのだ。

「私は自分が疫病に立ち向かう一員であることをとても光栄に思っております。ただいま、勤務を終えたところです。少し疲れましたが、あなたたちの苦労と比べれば、本当に大したことではありません。白衣の天使、人民の兵士と警察官は、いかなる時といかなる場所でも、暗黒を人民の前から撃退することができると、私はずっと信じています。それは愛であり、祖国と人民への愛だと、私たちはずっと信じていますから……私たちが着ている制服の色は違っており、あなたは白で私は国際青ですが、その意味は同じ、すなわち希望です……」と手紙には書いてあった。この人民警察官に感謝する。管轄する場所は違っているが、私たちはみんな人民のために戦っていて、抗疫のために自分なりに努力を捧げている。互いの理解と同じ理想を枕に眠りに就き、すばらしく平和な世界を夢に見た。

今日は回診だ。引き続き周教授について隔離病室に入った。私たちが重要注意している患者は二日前に呼吸不全の症状が出た。周教授が気管挿管と侵襲的人工換気を行った。この患者は他の病院で既に五〇日間近く入院していたが、新型肺炎と肺部の細菌感染の合併症で呼吸不全になり、一週間前にこちらの重症病室に転入してきたのだ。患者はとてもいらだっていて、病状も病歴も精神に影響を与えていて、治療に協力してくれないことがあった。心理科医の助けでなんとか治療に協力してくれるようになったが、病状は好転しなかった。ずっと呼吸の頻度が速く、心臓機能にも影響を与えていた。それで二日前から高流量式鼻カニュラ酸素療法から非侵襲的人工換気に変わったのだ。

周教授によると、一昨日、気管支鏡で気管挿管を行った時、患者の気道から多くの分泌物を吸い出したそうだ。今日の彼の状況は昨日よりよくなっていた。痰は明らかに少なくなり、必要な酸素濃度も前より低くなり、使っている昇圧剤も徐々に減ってきた。この様子だと、気管挿管と人工呼吸器の取り外しが期待できそう。彼の状況がますますよくなっていきますように。

第七床の気胸患者は別の部屋に移された。今の彼は私たちの「宝物」で、少しのアクシデントも許されない。人工呼吸器による通気の補助から、鼻カニューレに変わっただけではなく、その間、二回の気胸も経験したのだ。困難と危険を極める多くの試練を彼と共に経験した。薄氷履む如し[1]、歩々心驚かす[2]というものだった。今は酸素吸引器を使わずに廊下で少し体を動かすことができるようになった。国家の診療計画に従えばもう退院の基準に達しているが、活動の後の酸素飽和度はまだ正常な生理的要求を満たしていなかった。患者は、酸素濃縮器を買ったがまだ届かないと言い、周教授が送ってあげようと約束した。酸素濃縮器を隔離スポットや家に持って行ければ、この後の回復に役立つからだ。どうやら退院する患者がまた一人増えそうだ。

部屋の回診が終わり、隔離病室を出たが、またしても全身が汗で濡れてしまった。

午後、部屋に戻ってお風呂に入り昼食を食べたところ、仁済病院からの「実家の人」の声が聞こえた。雷神山病院での仁済病院チームのリーダーである張継東副院長が、会議のために全季ホテルにやってきたのだ。おかげで私は、ついに武漢滞在の四五日目に、「実家の人」に会えた。一分もとどまっていられずに、感激して階段を駆け下りた。張副院長と一目会ったとたん、彼はなんとこう言ったのだ。「いったいどちらさんかな？　いつもと様子が違うようだが」「フェイスマスクでもつけてるのかい?!」何てあけすけな！　女性に向かって何て口の聞きようなの?!

仕事が終わったばかりで、頭を洗ったまま乾かしてもいないし、病院でかけていたイメージ作り用の金糸縁メガネはまだ消毒水に入れたまま。髪はぼさぼさで、予備の黒メガネをかけていた。確かに見てくれはよくないけれど、私は興奮して心が飛び出しそうなのだ。まあ、落ち着いて、仕事と近況を簡単に報告しよう。

その後、張副院長を会議室まで案内した。鄭リーダーはすでに会議室で待っていた。急いで張副院長と写真を撮った。続いて指導者会議なので、私は急いでそこを出た。

部屋に戻って、気持を落ち着かせると、雷神山の仲間たちがどうしているのかを聞き忘れ、たくさんの話したいことを言い忘れたことに気づいた。疫病が終わったら、暖かくなって花が咲く頃、また会いましょう。

夜、張院長からメッセージをもらった。「見送ったのは大晦日の日で、あれからもう一カ月半が過ぎてしまった。今日のあなたは目尻のしわが多くなり、マスクの外の肌が乾燥していた。かわいそうに。体を休めて、お大事に」とのこと。おおざっぱなようでいてやっぱり優しいところがあるのね！

（1）「如履薄氷」で、薄氷を踏むようにきわめて慎重である様子。
（2）「歩歩驚心」で、一歩ずつ心を使っていること。

三月一〇日　故郷の各界から「逆行の女性たち」への愛のリレー

二〇二〇年三月八日、国際婦人デーに、上海、私たちの故郷の浦江両岸で「ウイルス」と戦う女性たちのためにピンクのライトが点灯され、女性の英雄たちに敬意を表した！

三月一〇日、湖北支援の四六日目。武漢、晴れ。

今日は日勤だ。消毒薬のにおいが充満したバスの中に座って、早春の寒さを感じた。気温が下がって、また寒の戻りとなった。

二組のある患者は二カ月もウイルスと苦しく戦っていたが、とうとう他界してしまった。新型肺炎の危篤症状で、非侵襲的人工換気を使ってから気胸症状が出て、そこから侵襲的人工換気とＣＲＲＴも行ったが、ウイルス感染から細菌の合併感染、さらに真菌血症までが出た。二カ月にわたる医療従事者たちの努力によっても、彼女の命を救うことはできなかった。自分も悲しくなってきた。本当にご愁傷様。

勤務の交替が終わり、鄭リーダーによれば、昨日の新たな感染者数が二〇人だけになって、今日武漢ではすべての方艙病院を閉じたそうだ。一連のいいニュースは勝利の兆しが目の前に来ていることを意味しているように思う。いや、まるで太陽が川からゆっくりと昇っていく光景を見たようだ。無数の光が武漢を、この傷だらけの英雄の都市の上空を照らしていた。

午後、事務室であるボランティアに出会った。これまで彼は私たちのために掃除したりしていて、私は院内感染防止の先生だとずっと思っていた。防護服を着てマスクをつけ、帽子をかぶっていたので、誰なのかとてもわからなかった。ボランティアだとのことだ。

彼はもともと会社に勤めていたが、金銀潭病院でボランティアの募集があるのを見て申し込み、一カ月前に病院に来たそうだ。主な仕事は医療ゴミの収集と掃除だった。「隔離病室に入るんですか?」と聞いたら、「中に入って、ゴミと医療廃棄物を回収します」と答えた。「怖くないですか?」と聞いたら、「入る初日はとても怖く思いましたが、その後は怖くないです」と恥ずかしそうに言った。「家に帰ってますか?」と聞くと、彼は笑った。家に帰ってはいけないそうだ。ホテルに泊まって弁当を食べ、仕事を続けるのがかれらの日々の生活だった。彼のような武漢のボランティアに感謝する。金銀潭病院で従業員スタッフが不足していた時、危険を恐れず勇敢に立ち向かったのだ。かれらはみんな無名の英雄たちだ。

午後、事務室に看護師の服を着ているけれど、どこか着慣れないぎこちない風情の二人がやってきた。一人はカメラを、一人はマイクを持っていた。私たち三女傑が事務室にいるのを見て、こちらに入ってきた。あるビデオを見せられて、一言お願いします、と言う。私たちは「路人甲[1]」(通行人A)になったと思い込んでいたら、周医師が、この二人は「バナナチャンネル」から来ている、マイクのアイコンでわかったと言った。「なぜバナナチャンネルって言うの?」と聞いたら、周医師が私に解説してくれた。湖南衛星テレビは、「マンゴーチャンネル」と呼ばれ、上海テレビはアイコンの形がバナナのようなので、「バナナチャンネル」と呼ばれているそうだ。ああ、私の無知がばれてしまった。

また、あのとても感動的な動画を見た。二〇二〇年三月八日の国際婦人デーに、上海、私たちの故郷の浦江両岸で「ウイルス」と戦う女性たちのためにピンクのライトが点灯され、女性の英雄たちに敬意を表していた！　この日の夜、申城のネオンの明かりはこの上なくきらめき、至るところ温もりに溢れ、逆行する天使たちのために輝いていたのだ。この短いビデオを見て、故郷の人々が私たちに対し心配と思いやりの気持を持ってくれていると感じた。あなたたちは私たちに勇敢に突き進む勇気を与えてくれた。これは愛のリレーなのだ。あなたたちは私たちを通じて、揚子江の水を共に飲む上海人民と武漢人民に、このような愛と友情を伝えた。あまりに感動し興奮して、私は自然と元気がみなぎってきた。勝利の日まで必ずがんばると！

動画で、周医師と李医師を見た。かつての見知らぬ同士が今は親友になった。私たちの興奮は叫びになった。動画を見終わって、次は「一言を言う」番だ。ところがマイクを向けられると、情けないことに口ごもってしまう。周医師の滔々と尽きない話には、私も李医師も深い敬意を表するしかなかった！

仕事が終わり、ホテルに帰った。シャワーを浴びて、夕食を食べながら、七時の『新聞聯播』(2)を見た。今日、習総書記が武漢に来たそうだ。火神山や地域コミュニティに来たようだけど……、残念ながら金銀潭病院には来なかったようだ。ニュースで見るだけでも彼は私たちのそばにいるように感じた。

上海チャンネルのニュース番組で私を見たと、友達からメッセージが来た。「私は何をしていた？」

と好奇心で聞いたら、「話してたわよ」と言った。「話した？　何を？」とさらに困惑した。しばらくして、周医師からニュースビデオのリンクをもらった。私たち三人は本当に「バナナチャンネル」に出たのだ。一人一言ずつ（笑）。あれ？　周医師の立て板に水の長話はカットされちゃったみたい。

（1）番組収録などで、街頭でランダムに声掛けされる匿名の人々のこと。
（2）国営放送である中国中央電視台が、毎日一九時から一九時三〇分に放送しているニュース番組。中国本土内で、最も視聴率・聴取率が高く、中国全土の各都市の主要テレビ・ラジオ局でも同時に放送されている。

三月一一日　八〇%右肺圧縮の彼が全快して今日退院

重症室の患者が退院する時、方艙病院のように盛大に祝うことができない。患者の体がまだ完全に回復しておらず、ちょっとした刺激でも避けたほうがいいからだ。それでも、彼を祝福する気持は変わらない。

三月一一日、湖北支援四七日目。武漢、晴れ。

今日、私たちの組にいた気胸合併症状のある新型肺炎患者が退院した。空もスッキリ晴れていた。

実は昨日から、彼の退院のための準備を始めていた。私が退院の小レポートを書いて印刷し、場所を知っている劉組長が病院のハンコをもらいに行き、病院のサイトで退院届けをも出した（特別時期の手続きとして、医務係からコミュニティに連絡し、コミュニティは患者を特別の隔離スポットに送ることになっている）。看護師が酸素濃縮器を準備して、試用が終わったら、彼のところに届けることになっている。

これは、私たちの組での最も成功した病例の一つだ。みんなで隔離病室に入って患者と一緒の写真を撮ろうと、劉組長が言ってくれた。しかし、休みの日の今日、送迎バスに乗って病院まで駆けつけ、そして病院を出たらまた頭から足まで洗わなければならず、あまりにも時間がかかってしまう。再三、行くかどうか迷ったけれど、やはり病院には行かないことにした。

この患者は、私たちの組の「大事な宝物」である。四〇代の彼は二月初めにこちらの重症室に移された。その時は唇が紫色で、酸素不足も深刻だった。持続陽圧呼吸療法を使って通気をよくした後、肝不全の症状が起こり、急いで肝臓の手当てをした。やっと持続陽圧呼吸療法から高流量式鼻カニュラ酸素療法に変わり、肝臓の状態も回復傾向にあった時、また自発性気胸が発生し、右肺が八〇％圧縮してしまったのだ。

しかたがない。こういう時は閉鎖式胸腔ドレナージを挿入するしかなかった。それによって肺の圧迫がなくなり胸部チューブも抜いたのだが、数日もしないうちに、また気胸の症状が再発した。そこから、私の隔離病室における初めての単独作業となった。八〇〇ミリリットルもある肺の空気を、注射器を使って一ミリずつ吸引して出したのだった。やりながら思ったのは、「私が抜いたのは空気ではなくて新型コロナウイルスそのものだ！」ということだ。防護服を着たままの作業はとても難しく、蒸し暑さと汗で濡れたあの感覚は、一生忘れられるはずがない。その後、症状がやっと落ち着いて、日に日によくなっていき、それからは二度と緊急事態は起こらなくなった。彼の抜糸を行ったのも私だし、タバコをやめるように助言もしたので、とても印象深かった。彼の治療過程では、私たちの組の全員がとても慎重な行動をとっていた。

今日は、ついに彼の退院の日。私たちは心からうれしく思っている。重症室の患者が退院する時、方艙病院のように盛大に祝うことができない。患者の体がまだ完全に回復しておらず、ちょっとした刺激でも避けたほうがいいからだ。それでも彼を祝福する気持は変わらない。退院の日にみんなで写真でも撮ることができれば——、それが最大の願いだった。彼と周教授、劉組長、組の他のメンバーで撮った写真をグループチャットで見て、とてもうらやましくてたまらなかったので、大事に保存しておくことにした。

　退院しても、隔離スポットで二週間ほど療養しなければならない。呼吸リハビリを続けるように彼にも言い聞かせた。入院患者も退院患者もみんな呼吸リハビリを行わなければならない。呼吸困難の症状を改善し、早期回復の効果があるからだ。ただし、軽症患者と重症患者のリハビリの方法は異なる。

　よりよいリハビリの効果を収めるよう、二組の中山病院からの蒋進軍《しょうしんぐん》教授はよい方法を考え出し、その病室にいる三名の患者を動員した。三名はいずれも定年を迎えた知識人で、入院して一カ月以上経った患者だ。病状は回復しつつあったが、退屈かつ長時間の入院生活で気分が滅入ってしまっていた。そこで、蒋教授は三人に役目を与えた。鼻カニューレの一人がグループ長になり、鼻カニューレのもう一人がグループ長補佐で、高流量式鼻カニュラ酸素療法のもう一人は立ち上がることができなかったので組員になった。そして、リハビリのタスクを達成できるように、三人で励まし合いながら、共に呼吸リハビリに取り組むようになった。これは、患者への激励になっただけでなく、リハビリ時のやる気も起こさせた。

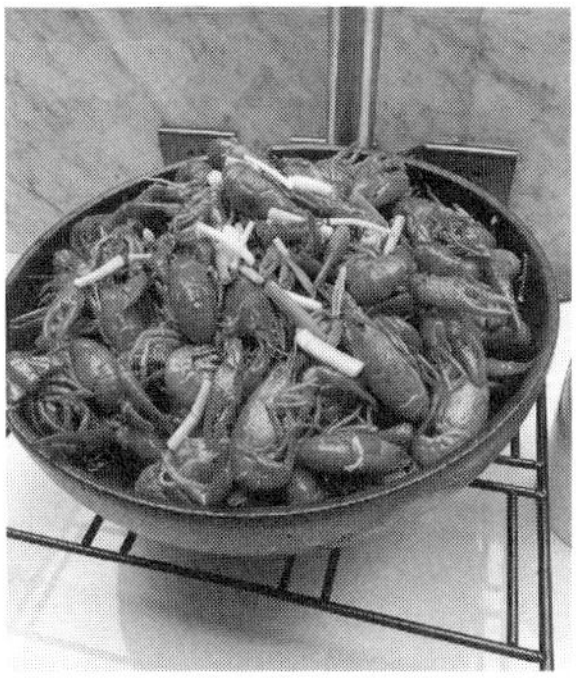
おいしいザリガニ

　夕食の時に、徐お兄さんが、友達が上海から送ってきた名物料理「楓涇丁蹄」(豚足の醤油煮)をみんなにシェアしてくれた。レストランのシェフに切って盛り付けてもらい、仲間たちはこのごちそうを堪能した。食べ終わったところで、仕事が終わった友達が、金銀潭病院で配られた、作りかけの「麻辣小龍蝦」（スパイシーな味付けのザリガニ）を持ってきてくれた。すぐにシェフに調理をお願いした。そして、私たちはマスクを着けたまま、レストランでザリガニができるのを二〇分近くも待っていた。どんなにつらくて疲れていても、みんな、このおいしいザリガニをどうしても取り逃したくなかったみたいね。

三月一二日　ボランティア・ドライバーたちに感謝したい

彼は第一陣のボランティアには加わらなかった。これからどうなるのか、最初は誰も見当がつかなかったからだ。その後、防護措置を取っていれば、車の運転も、思っていたより怖くないとわかって、自分が役に立てるならばと、武漢のロックダウン期間のボランティア運転を始めたのだった。

三月一二日、湖北支援の四八日目。武漢、晴れ。

朝食を終え、外に出て散歩し、日光を浴びて、食事の消化にいいから、周医師と一緒にもう一度金銀湖の方に向かって散歩するつもりだった。ホテルの裏口に向かって歩き始めたら、遠くにゴミ収集車が止まっていて、保護服を着た人たちがゴミを集めているではないか。しかたなく逆戻りして、正面口に向かおうとしたら、水煙を噴射して散布している車が真正面からやってきた。これはただの水？それとも消毒水？と疑問に思ったけど、今は消毒水の確率が高い時期だから、ひとまず避難しておきましょう。まさに前門の「消毒水」、後門の「ゴミ収集車」というところ。安全のためにはホテルの中に籠るのがいちばんだった。

部屋に戻り、携帯のアルバムをめくり始めた。何をしたのかって？　何かいい写真はないかと探してみたのだ。もしかしたら、美しい瞬間を撮っていたかもしれないから。そしたら、医療チームの「私は武漢とデートします」という名のスマホ撮影大会に参加できる。この撮影大会の開催には二つの狙いがあった。一つは、みんなの携帯で撮った最も美しい瞬間を探すことだった。ヒューマンケアをしている瞬間でも、片隅の景色でもいいのだ。もう一つは、武漢滞在の日が五〇日近くなり、ストレスの多い仕事に慣れた医療隊員は懈怠感を起こしやすいから、休息を取ってもいいストレス解消法が見つからないなら、今回のスマホの撮影で気分を換えて、仕事以外の時間で周りの美しさにもっと目を向けてもらえる、というわけ。

ウィーチャットグループにもう一つの知らせがあり、みんなの関心を引いた。湖北支援医療チームの常用薬物調査がまた始まったそうだ。私たちの後方勤務の劉先生が、必要な慢性病の薬の使用状況をカウントしているのだった。医療チームのメンバーの中には、高血圧、糖尿病、胃潰瘍、洞性頻脈(1)、期外収縮(2)などの慢性病患者がいる。後方勤務の先生はいろいろな方法を通じて、みんなが必要な薬物を集めようとしていた。やむをえない。出発する時はそれほど多くの薬を持ってくる必要があるとは思わなかったから。それに金銀潭病院は伝染病病院で、慢性病の薬はあまり揃っていないのだ。後方勤務の先生が武漢の他の病院から、あるいは上海から調達してくる必要がある。

午後は一眠りしてから、夜勤に行く準備を始めなければならなかった。レストランの夕食が夕方五時から始まることになって、六時に夜勤に入る人がインスタントラーメンを食べなくてもすむようになった。レストランでお腹をいっぱいにしてから出勤できるようになった。ホテルは私たちの衣食住や交通のために、いろいろ思いやりのある調整をしてくれた。これはその一つだ。

今日のシャトルバスはバスではなく、私たち三人だけなのでタクシーだ。夕暮れの中広々とした高架橋を車は走っていた。外を見たら、道端の白玉蘭の花がさらに満開になっていることに気づいた。

車の中ではまた運転手と雑談した。この運転手は自ら私たち医療従事者へのサービスを申し込んだそうだ。彼は武漢がロックダウンされる前日も車を出して、一日に七、八人の感染者を乗せた。しかもその向かう先は全部、病院だった。午後、ある医療従事者が車に乗ってきた。運転手がマスクをしていないのを見て驚き、なぜマスクをしないのかと聞いたが、その時彼はまったくマスクを持っていなかったのだ。その親切な医療従事者はマスクを二枚くれた。その後まもなく、武漢はロックダウンされ、車の運転ができなくなった。彼は第一陣のボランティアには加わらなかった。これからどうなるのか、最初は誰も見当がつかなかったからだ。その後、防護措置を取っていれば、車の運転も思っていたより怖くないとわかって、自分が役に立てるならばと、武漢のロックダウン期間のボランティア運転を始めたのだった。彼のお客さんはすべて医療従事者で一切無料だ。

今日から、病院で乗り降りする場所が変わった。元の場所は病院の入口で、いつも患者の送迎車に遭遇してしまっていたからだ。そのため、安全を考慮して、私たちは乗降の場所を変えることにした。ひたすら「無事に家に帰る！」ために。

（1）心臓の拍動のリズムは正常だが、興奮の間隔が乱れているような場合をいう。
（2）不整脈の一つで、もとのリズムで心拍が生じると予想される時期より早期に生じる電気的な興奮のことを指す。

三月一三日　『勇気』

今日は『勇気』という歌を聞いて、感動の中で過ごした。

三月一三日、湖北支援の四九日目。武漢、晴れ。

　昨日の夜勤を引き継いでから間もなく、私たちの組の気管挿管に侵襲的人工換気を行っていた患者の病状が急変した。血液ガス分析によると、CO_2（二酸化炭素）の蓄積があり、呼吸性アシドーシス[1]が発生してしまったことがわかった。気道が塞がることを恐れ、急いで気管を検査して、痰を吸い込んで気道は流暢だったが、気道の内から出た分泌物はそれほど多くなかった。私はすぐに呼吸器のパラメータを調整した。新型肺炎の患者でCO_2が上昇するならば、肺の通気の機能が支障していることを意味する。これは、予後のよくない指標の一つだった。

　それからの一時間は、患者を見守りながらあれこれ考え事をするしかなかった。その時間はとても長く感じた。結果を待ち、それを考察する時間がとても長く続いた。それと同時に、患者の状況を周教授に報告した。周教授に遠隔指導をしてもらうためだった。一時間後に血気を再検査して、やっと、少し安心できるようになった。酸素中毒は前よりよくなり、CO_2も少し下がってきた。これは、現在の人工呼吸器のパラメータが役に立っていることを意味しているが、比較的高いプラトー[2]の数値を見て、私は、気胸や他の合併症が起こるのではないかと心配になった。病状が変わったらただちに私を呼んで下さいと、すぐに看護師にお願いした。四時間ごとに血液ガス分析を行い、その結果が出たら私に知らせるようにしてもらった。その際、患者の血液ガス報告とバイタルサインに基づき、人工呼吸器のパラメータを調整するようにする。

この患者の資料と検査結果をグループチャットに送った。もっといい方法がないかみんなの知恵を借りたかったからだ。この夜勤は忙しくなりそう。全神経を集中して仕事をするよう自分に言い聞かせた。

早朝五時過ぎ、空が徐々に明るくなってきて、窓の外の鳥のさえずりがあちこちから聞こえ、春の息吹を感じた。鳥は南国から帰ってきて、生き生きとした生命力を与えてくれる。

患者は危険状態でこの夜を過ごした。CO_2はある程度まで下がってきたが、それからは下がらなくなった。下がれないということは、予後の結果が楽観を許さないことを暗示している。今日も彼と共に、新型ウイルスと細菌との戦いを続けていく。彼にはぜひ粘り強くこの難関を乗り越えてほしい。気落ちしないで、諦めないで。私たちは必ず最後までがんばるから。

交替が終わり、今日の日勤と回診の仲間にバトンを渡し、ずっしりと重いたくさんの食べ物を持って、シャトルバスに乗ってホテルに帰った。これはグループの仲間たちからの、昨夜の私の焦りと忙しさへのお見舞いだった。この中には、昨夜劉組長が万豪ホテルレストランからもらった最後のビール二本と、徐さんの一つしかない「楓涇丁蹄」(豚足の醤油煮)、また万豪ホテルの青いマンゴー、さらに野菜饅頭が三つもあった。あなたは私たちのグループの唯一の女性でとても重要だと、組の仲間が言ってくれた。遠慮せずに食べていたら、私は「重要」じゃなくて「重量」の人になると答えました。ホテルに戻って、武漢市金銀潭病院の仕事証をもらった。やっと仕事が「証明」された！　これで、道を歩く時、警察の証明書のチェックに出会っても心配しないでよくなったわ！

今日は『勇気』という歌を聞いて、感動の中で過ごした。この歌の歌詞は仁済病院のリウマチ免疫科の李佳医師が書いたものだ。

二月上旬、李佳さんは、私と湖北支援医療チームにとても感動して、この歌を書き上げた。ミュージックビデオを作るために私の写真と録画映像が必要だと言ってきた。二月一四日のバレンタインデーに李佳さんから『勇気』のデモをもらったが、初めてフルバージョンを聞いた。「これは私たちが書いた歌。前線のみなさんのために送ります」と李佳さんは言った。

二月一九日、早くも支援を申し込んだ李佳さん自身が、仁済第三陣の湖北支援医療チームと共に、武漢の雷神山病院にやってきた。出征した翌日の夜から、仁済病院の広報部門は連夜で『勇気』のMVの制作に取り組んでいたそうだ。この歌は上海や武漢などで一気に広まり、広く歌われるようになった。

有名なバリトン歌手の廖昌永教授が招待に応じて、このパブリックソングを歌うことに同意したと聞いた時、私は半信半疑だった。国内屈指の「ベルカント大師」が、医者が書いた歌なんか歌うわけないでしょ？

今日、廖昌永教授の歌声を耳にした。堂々とした声には力がみなぎっていて、人の心に突き刺さった。仁済病院の公式アカウントに載せられた東方衛星テレビの『勇気』MVを見て、私は震撼した！

今日一日、この歌を繰り返し聞いていた。美しくて感動的で、温かくて、力が溢れてきた。音楽の「魔力」がどれほど大きいか初めてわかった。今夜はよく眠れそう。

夜、グループチャットで知ったことだが、錦江国際グループはまた私たちに故郷の料理を届けに来るそうだ。前回仲間たちが言った小籠包、醃篤鮮(3)、燻製魚などのごちそうはもう武漢に向かっている。こんなふうに私たちは、上海のみなさんに「可愛がられて」いるんだね?!

(1) 呼吸不全によって二酸化炭素が体内に蓄積したために起こるアシドーシス。
(2) プラトー(plateau)は、人工呼吸器が、吸気終了時に吸気弁と呼気弁を設定した時間だけ閉鎖し、気道内圧を高いまま一定に保つこと。
(3) 筍と豚のバラ肉を一緒に煮込んだスープ。

三月一四日　錦江からのごちそうはこれで三度目

「今回の年越し料理は遅れてしまったけれど、上海人民の敬意と配慮はあなたを決してお待たせしたりしません」

三月一四日、湖北支援の五〇日目。武漢、晴れ。

五日間も晴れの天気が続き、気持がとてもよかった。休みの日、金銀湖のほとりを一周して、携帯できれいな草花をたくさん撮った。私の写真の腕前では賞は取れないかもしれないけれど、自分一人で見る分には、気分爽快だ。

昼は食事を取りにレストランに行き、錦江国際グループのごちそうを待っていた。錦江からのごちそうはこれで三度目だ。二度目の後、張明明隊長補佐はグループチャットでみんなのニーズを聞き、食べたい料理の名前を各自言ったが、その中に小籠包、醃篤鮮などがあった。今日、本当にその上海料理がやってきたよ！

昼食が終わった後、やっとごちそうがやってきた。小さなレストランでは、一人につき一つのテーブルを使うという要請があるため、私たちのように先に食べた人は後から来る人に席を譲るしかなかったが、私は一階で様々な箱詰めのごちそうを見て、お腹はいっぱいなのに、また食欲が出てしまった。レストランで料理を待っている仲間たちの写真が次々と送られてきた。

仲間たちは一人ずつ一つのテーブルに整列して座って、蒸籠の中の小籠包が温まるのを待っていた。その様子は、食後にロビーで消化を促していたあるお嬢ちゃんの話によると、「学生が、先生が試験用紙を配るのを待っているみたい。首を長くして、『試験用紙』の配膳を待ってるの」と。どうやら食いしん坊の世界はどこも同じものなのね。

午後五時、私は早くレストランに来た。まだ私の分を受け取りに行っていないが、周医師は彼女の分の醃篤鮮を持ってレストランに来て、厨房で温めてもらっていた。レストランの電子レンジのそばに、たくさんの小籠包が置いてあった。蒸籠の中の小籠包も温めてあって思う存分食べられる。冷蔵庫がない私たちは、小籠包を全部厨房に預けることにした。これから数日はおやつ代わりに小籠包が毎日食べ放題だ。

食事はすんだが、私たちの愛のごちそうはまだだった。従業員は「あと一時間ぐらい待っていただかないと」と言った。周教授は「ああ、燻製魚は蒸さなくてもいいんだよ」と言った。なるほど。周教授は彼の美食をすべて厨房に任せたのだが、厨房は上海の燻製魚は蒸さなくてもいいことを知らなくて、一緒に蒸籠に入れてしまったのだ。一時間蒸した後の燻製魚ってどんな味かな。私たちは笑わずにはいられなかった。本当におかしい誤解だった。

食事の後、私の分の愛のこもった料理を受け取りに行った。小籠包はレストランに残して、料理は部屋に持って帰った。包装を開けて、見舞いの手紙を真剣に読んだ。これほど多くのシェフが作ったごちそうは上海でもなかなか食べられませんよ！　お金と暇があっても、ホテルやレストランを五軒ぐらい転々としなければありつけないでしょう。

さらに感動したのは、私たち全員は「遅まきの年越し料理と一家団欒の食事」という「錦宴到家[1]」の引換券をもらったことだった。「今回の年越し料理は遅れてしまったけれど、上海人民の敬意と配慮はあなたを決してお待たせしたりしません」と書いてあった。何千万人もの故郷の人々が後ろで静かに私たちのことを応援し気にかけ、「可愛がって」くれている。いっそう全力を尽くして任務を達成してみせますとも。

夕食が終わり、滴滴の専用車を呼んだ。特別な時期に、武漢のネット予約車のサービスは停止したが、滴滴プラットフォームには特別なネット予約団体があって、名前は「滴滴医療保障」。無料で医療関係者だけのためにサービスしている。

全季ホテルに来てから間もなく、私はこのためのウィーチャットグループに入ったが、この思いやり深い運転手たちに迷惑をかけたくなくていままで専門車を呼んだことはなかった。今日は特別な状況で、出勤以外の時間に金銀潭病院に行って病例対策会議に参加しなければならない。それで専門車を呼ぶことにした。運転手さんは時間通りにやってきた。

車に乗り、私たちは後部座席に座った。運転手は防護服を着て、マスクと帽子をかぶっていた。前と後ろの席の間は薄いビニールシートで覆われていた。助手席の後ろに紙が貼ってあり、「車内の春を守るために、安全な保護措置はありますが、愛には隔たりはありません」と書いてあった。可愛くて尊敬すべき人たちに感謝だ。

夜七時、難病や難病の疑いのある病例、危篤病例をめぐる対策会議は定時に始まり、上海湖北支援医療チームのリーダーの鄭軍華さんが司会を務めた。今日は三つの症例があった。一例は、新型肺炎の非侵襲的人工換気に、気胸の合併症のある患者だった。もう一例は新型肺炎患者のＥＣＭＯ脱機に成功したもので、あとは新型肺炎とエイズの合併症のある患者だった。この三つの症例の診療状況に対し、意見を述べ、言いたいことを思う存分に言っていたら、いつの間にか二時間半が過ぎてしまった。

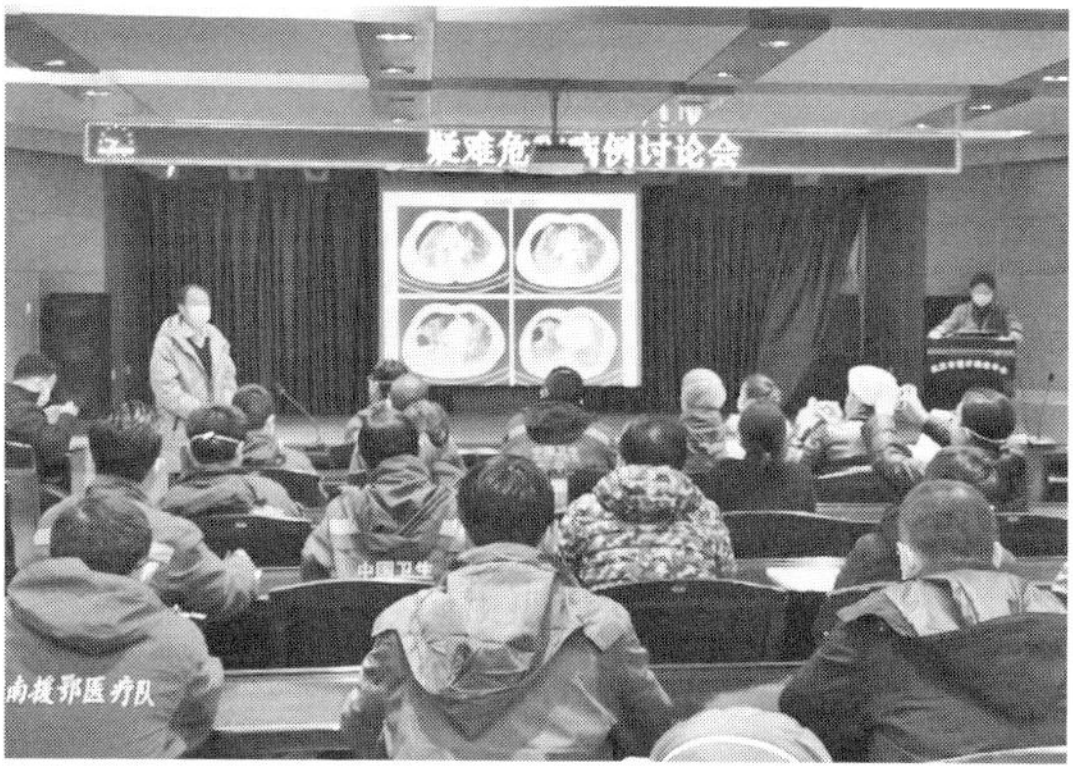

難病や難病の疑いのある病例，危篤病例をめぐる対策会議

その間、鄭リーダーの司会は、機転を利かせて柔軟に対応し、周新教授のコメントはずばりと重要ポイントを際立たせていた。最後に、時間がかなり遅くなってしまったので、討論を終わらせざるを得なかったが、まだ名残は尽きなかった。

鄭リーダーはこう総括した。第一に、死亡率を効果的に下げ、治療率を高めるために、必ず正確な治療を行い、患者の一人一人に合うような治療をしなければならない。第二に、全病院で助け合い、共に奮闘し、患者一人一人の命を救うために協力を強化する。第三に、いつまでも、患者を一人でも放棄しないで、医療と治療の過程でヒューマンケアを強化する、とのことだった。

そう、病区で隔離するのはウイルスだけで、患者ではない。人の心を一つにして、隔てても尽きない愛を。一人一人の患者に温もりと希望を伝えるのも私たちの仕事です！

（1）　錦江グループの宴が家に至るという意味。

三月一五日　当初の緊張を忘れず、がんばり抜こう

仕事を終えて、何人かの先生と一緒に事務室で昨日の難病例を討論した。新型肺炎による気胸の合併症に関する病理と生理的要素から抗生物質の応用まで、ECMOの使用からエイズ患者の新型肺炎の発病率まで話し合った。

三月一五日、湖北支援五一日目。武漢、晴れ。

昨夜、食いしん坊の私は「喜茶」ミルクティを一杯飲み干したあげく、夜の睡眠が細切れになってしまい、朝の目覚まし時計の呼び出しの中で起きるのが、とても難儀だった。

今日は相変わらず晴天で、高架橋の車は日に日に増えていた。防護服を着た運転手はいつものようにバスを高速で運転していた。道端の桜が咲けば咲くほどきれいになっていき、一列に並んだ桜木の中には、何本かの白玉蘭が混じっていて、春風に美しく揺れていた。

私たちの保護物資はますます豊富になった。今日、マスクと帽子を交換する場所にN95の9132と1860型番のマスクが直接そのまま置いてあった（以前は看護師のところに置いてあって、隔離病室に入る時、必要に応じてしか配られなかった）。

でも私たちは医師オフィスで使い捨てのサージカルマスクをつけ慣れていたので、N95を使うのを

とてもぜいたくに感じた。みんな自発的に使い捨てのサージカルマスクをつけていた。N95は隔離病室で使うことにしよう。

勤務の交替後、鄭リーダーは習近平総書記の講話を真剣に勉強するように要求した。みんなが当初の緊張を忘れず、がんばり抜き、また安全に防護するようにと。「自己管理をきちんとすることはチームの貢献につながる」と言った。彼は、方艙病院から撤退してきた調整中の医療チームが前線に赴くことを申請し、血書をしたためることさえ考えていたという話もしてくれた。ウイルスと戦うことに対するみんなの決心は並大抵ではなかったのだ。

今日は相変わらず、周教授について隔離病室に入り、気管挿管と侵襲的人工換気を行う危篤患者数人の回診を行った。私たちの気管挿管の患者は比較的安定するようになった。「患者の気道の分泌物は多いですか?」と周教授は病床の看護師に聞いたり、看護師が患者のために痰を吸っているのを観察し、サクションチューブ[1]の吸引量の深さが足りるかどうかを確認したりしていた。周教授はまた患者の気管挿管の中の深さを検査することもあった。気管が外に滑ったかどうかが心配だったからだ。あらゆるプロセスを、周教授は見逃そうとはしなかった。そう、細部が成否を決定するのだから、一つの細かい点さえもゆるがせにしてはいけないのだ。

私たちのもう一人の患者は、運ばれてきた時は昏睡状態だったが、今は鼻カニューレの酸素吸入時に、私たちとてもスムーズに交流できるようになった。これは、この一カ月間、私たちグループの医療従事者の全員が救助を続け、心血を注いだ結果だった。患者は私たちを見ると、夜間の睡眠がよくないことを心配そうに言ってくれた。周教授は睡眠を助ける薬を出すから大丈夫だと彼女を慰めた。

そして彼女に、今日胸部ＣＴを検査するように言った。もし急性炎症性の滲出液(2)が吸収されて、線維症(3)だけとなれば退院できるだろう。また患者がすぐ退院できそうだ。

私たちのグループの患者の回診が終わり、周教授はまた私を連れて別の組の何人かの危篤患者を見に行った。彼は一人一人の患者の状況を詳細に把握していて、患者に寄り添いながらあれこれていねいに話していた。

防護服を脱ぎ終わって、潜在汚染区に来て、院内感染防止の先生は私にアルコールを噴きかけながら、看護師長と共に私に向かって笑った。なるほど。防護服を脱ぐ速さで、私はまたしても周教授に「追い抜かれた」ことを笑われていたのだ。

仕事を終えて、何人かの先生と一緒に事務室で昨日の難病例を討論した。新型肺炎による気胸の合併症に関する病理と生理的要素から抗生物質の応用まで、ＥＣＭＯの使用からエイズ患者の新型肺炎の発病率まで話し合った。勉強を通じて自分を向上させるように努力している。

シャトルバスに乗ってホテルに帰った。昼食はレストランの野菜スープの他に、錦江国際グループからの温かいごちそう。レストランは、雪花というブランドのビールも提供してくれた。

昼食を食べて、美しい金銀湖の周りを散歩していたら、その途中で警察に出会って、証明書を提示するように求められたが、私たちは証明書を持っていなかった。自分の身分と宿泊ホテルを説明し、ひたすら謝った。警察のサービスも思いやりのあるもので、処罰はなかった。ただ、これからは湖の周りを歩かないように、外通りを歩かないように、さらに安全に気をつけるようにと注意された。私たちは素直に返事をして、おとなしくホテルに戻った。ホテルのお兄さんがホテルのガラスドアに掲示が貼ってあることを教えてくれた。散歩する場合ホテルの周辺しかできない、外通りに出てはいけないと書いてあった。これから、ホテルとその周辺だけが私たちの活動の範囲になるみたい。でもいいの。すべては、私たちの安全のためだから。

夜、鄭リーダーがグループチャットで一斉送信してきた。必ず関係の規定を遵守し、自分を厳しく律し、当初の緊張を忘れず、がんばり抜き、円満な勝利を勝ち取ろう！と隊員に要求していた。

（1）軽量で柔軟性に優れた滅菌済みチューブ。ここでは痰を吸うのに用いられた。
（2）急性期炎症初期の炎症性充血を伴い、液体成分主体の滲出物の炎症のこと。
（3）肺胞の傷の修復のために、コラーゲンなどが増加して間質が厚くなる症状。

三月一六日　医学院の学生に抗疫前線の話をする

学校は劉組長に、オンライン授業の形で学生たちに湖北支援最前線の出来事を話してもらいたかった。彼は数日長い時間を費やし、とても真面目にパワーポイントを準備した。次世代の医者を育てるのだから、少しの油断も禁物だ。

三月一六日、湖北支援の五二日目。武漢、曇りがちのち曇り。

今日の朝食にワンタンがあった。昨夜、私たちの隊員がレストランでワンタン作りを手伝ったそうだ。でき上がったワンタンの形がどれもこれも同じだったことに、武漢人は驚いた。みんな同じ上海のワンタン学校の卒業だからね、と言うしかないよね。残念なことに私は遅れて食べ損ねてしまった。

今日、勤務交替の時にあの気管挿管の患者に昨日、消化管出血があったことを知った。夜勤の医者は緊急に処理して今は安定している。本当に「一波未だ平らがず、一波又起こる」(1)というように、問題が次々に起こるのだった。

仕事の交替が終わり、鄭リーダーはみんなに盛りだくさんの「仕事精神」を言いつけた。すなわち、危篤患者の救助と治療に全力を尽くすこと。院内感染の防止と消毒措置をしっかりと行うこと。滑ったり転んだりしないように安全に気をつけること。交通安全に注意して、規則を厳格に守ること。休みを取って各自の持病を治療し、適度な運動をすること。物資と設備の点検作業を徹底すること、などなど。

今日、劉組長は、同済大学の医学生向けの授業があるので、少し休みを取って遅れてくるそうだ。今という特別な時期にはネットで授業を行うしかない。学校は劉組長に、オンライン授業の形で学生たちに湖北支援最前線の出来事を話してほしいとのことで、彼は数日長い時間を費やしてとても真面目にパワーポイント(PPT)を準備した。さすがに次世代の医者を育てるのだから、少しの油断も禁物だ。

今日は相変わらず、私が隔離病室に入る番だった。重篤患者の通常回診の他に、もう一つの任務があった。患者の一人(第一八床)に、退院するように勧めることだった。彼女の昨日のCTによると、肺部の病変は、確かに私たちが予想したように肺の線維症が現れていた。現在は関連の薬も使われているが、患者の症状(活動後の咳)はしばらく続くと予想される。『方案』では既に退院基準を満たしているが、患者には退院後の心配が多かった。

隔離病室に入った時、私の前で模範を示してくれる周教授がいなかった。私は防護服を着るスピードはのろいが、今日隔離病室に入る他の二組の教授より速かった。しかも、一切人の手を借りずにでき、院内感染防止の先生には迷惑をかけなかった。着用後のチェックも一回で通過した!

中山病院の蔣教授を待つ時、看護師長の徐瑾さんは私の防護服の左肩に絵を書いた。後で蔣教授の右肩にも描いた。そして私たち二人は闘志満々の記念写真を撮った。

自分の絵は見えないが、蔣教授の肩の絵からして、私たちの看護師長は活力と愛情に溢れる人なのだなと思った。彼女の疫病に打ち勝つための自信も絵から見える。蔣教授と一緒に隔離病室を出る（互いにチェックしてもらえる）ことを約束し、私たちは隔離病室のドアを開けた。

挿管して人工呼吸器を使っている患者の顔色はさらに青白くなり、心拍数は昨日より速かった。この様子だと、消化管から出血する量も少なくないはずだが、血液酸素化の指標は悪くなかった。酸素濃度を調整して、病床看護師に患者の気道の看護状況を聞いた。呼吸器のパラメータを整え、記録をしっかり行った。他の患者の様子を見た後でまた彼のところに戻り、バイタルサインを確認しないといけないと思った。

第一八床の回診で、私は周教授の指示に厳格に従い、患者にCTの状況を教え、今の咳の原因を説明し、退院してゆっくり回復に努めるよう勧めた。患者は少し前向きになったようだったが、それでもまだ躊躇しているらしかった。今日の任務は完了できないようだ。まだ任重く、道遠しだ。

隔離病室を出る時の私の防護服を脱ぐスピードは、蔣教授よりずっと速かったんだから。周教授のご鞭撻の効果てきめんですね！　天気が暖かくなってきたので、防護服を着た時のサウナ風呂感はますます強くなってきた。看護師さんたちは本当にかわいそう。

事務室に戻り、引き続き病歴録を書くことにした。周教授は患者の貧血を改善するために、出血の患者に輸血することを指示した。輸血となるとたくさんの輸血書に記入しなくちゃならない。ネット授業を終えた劉組長が引き継ぎに来たので、私は昼のシャトルバスでホテルに戻り、残りの仕事は彼にお任せした。

夜、鄭リーダーはウィーチャットグループの中でメッセージを送った。「現在配布されている文化グッズには、樊登読書《ファンドンドゥーシュー》、(2)トンボＦＭ(3)の一年間の会員権利があります。携帯メールをご確認下さい」とのことだ。あれ、迷惑メールではなかったんだ。午後に二つのメールを受け取ったけれど、どこからの迷惑メールだと思って見てもいなかった。グループの中の多くの仲間たちは、この二つのメッセージを削除したとかブロックしたとか言っていた。幸い、私は反応が鈍くて気にも留めず削除もしていなかった。みんなの安全意識は本当に高いのね。

（1）原文「一波未平一波又起」。一つの問題が解決しないうちに、また別の問題が発生すること。
（2）樊登という人が起こした読書アプリの会社。
（3）蜻蜓ＦＭはネットラジオ。

三月一七日　「九〇年代生まれ」の責任感

彼は「九〇年代生まれ」の共産党員としては、最初の湖北支援の志願者の一人だった。武漢に来た初日、彼は「熱中症」さながらに九時間近く勤務に当たり、愚痴も言わずに黙々と仕事をしていた。

三月一七日、湖北支援の五三日目。武漢、晴れ。

今日は中国国医学の日だ。今日までこの祝日についてあまり知らなくて、今日、やっとウィーチャットグループで教わった。「中国国医」とは、すなわち「漢方医学」のこと。急いで、漢方医出身の周医師に祝日のお祝いを言ったら、なんと周医師も三月一七日の方ではなく、八月一九日の医師の日を祝うことに慣れていると言った。今年の新型肺炎の疫病で、漢方薬は大きな効果を発揮した。これは私たちに国粋をなくしてはいけないことと、漢方医に関心を持ち、漢方医学をよりよく伝承すべきだと気づかせてくれた。

今日、一部の湖北支援医療チームは武漢から撤退し始めた。私たち上海第一陣湖北支援医療チームも撤退するのでしょうかと、友達は続々とウィーチャットで聞いてきた。すべての行動は指揮に従い、まだ撤退の知らせを受けていないと言うしかなかった。武漢のロックダウンの翌日、私たちは上海か

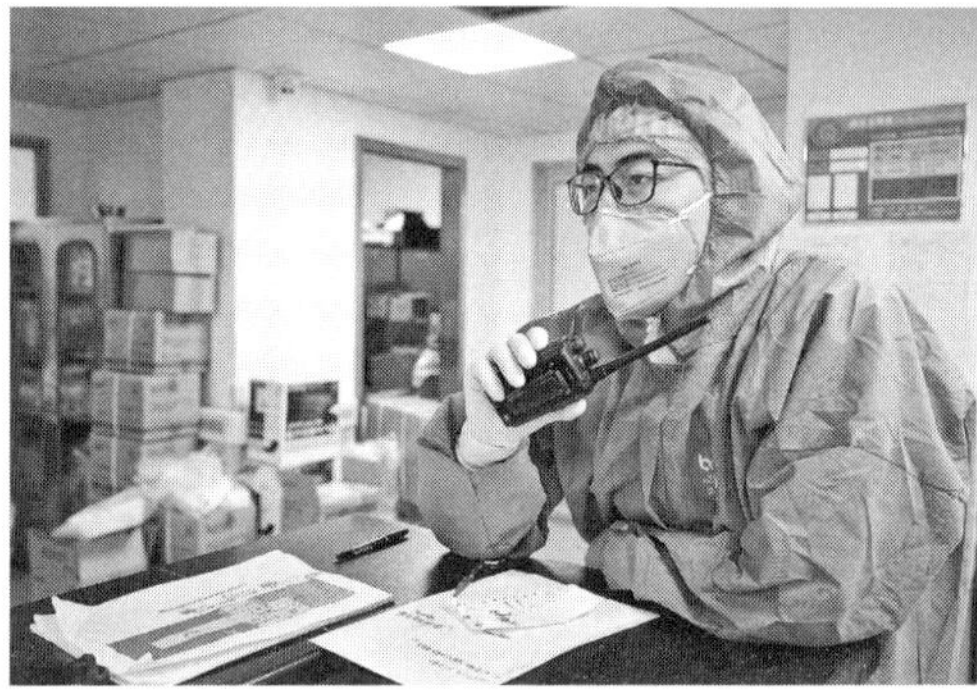

仕事中の傅佳順さん

ら出発して、武漢の英雄的な人民に付き添い、一緒に心配したり、気を揉んだり、感傷的になったり、感動したりしていた……。今、勝利は目の前にある。私たちは最後の仕事までしっかりやり遂げて、私たちの助けが必要とされるうちはまだがんばらなければ。

午後の党員グループの中で、隊長補佐の張明明さんが夜六時三〇分に二階のレストランで仁済南院の傅《ふ》佳順《かじゅん》さんの誕生日を祝うことになったと言ってきた。急いで傅さんに誕生日祝いの言葉を送り、そして誕生日祝いのことを仁済湖北支援チームのもう二人の仲間に知らせたが、残念ながら二人とも出勤だった。参加できるのは私だけ。仁済チームを代表して、この特別な意味を持つ誕生日会にぜひ参加したい。

傅佳順さんといえば私たちは同じ病院の出身ではあるけれど、知り合ったのは空港が初めてだ。それからの付き合いで、彼は内気で実務的な人だという印象がある。一九九二年生まれの彼は私たち仁済南院の数少ない男性看護師の一人で、南院急診団支部書記でもある。「九〇年代生まれ」の共産党員としては、最初の湖北支援の志願者の一人だった。武漢に来てからの初日、彼は「熱中症」さながらの状態で九時間近く勤務に当たり、愚痴も言わずに黙々と仕事をしていた。当時を振り返ると、自分がどうやってがんばり続けられたのかわからないと言っていた。私たちの前で、彼は苦痛や疲労の不平をもらしたことはなかった。これが「九〇年代生まれ」の責任感というものだろうか。

昨日、習近平総書記が北京大学の湖北支援医療チーム全員の「九〇年代生まれ」党員への返信の中で、こう述べた。「新型肺炎疫病の予防とコントロールという闘争の中で、あなた方青年たちは最前線で勇敢に奮闘する広大な防疫医療従事者と共に、困難と危険を恐れず、前線に進撃し、自分の生死を顧みることなく、はつらつとした青春の生命力を証明し、正解の答案を提出しました……若い世代には理想があり、才能があり、責任があれば、国には将来があり、民族には希望があります」と。そう、「はつらつとした青春の生命力」はまさに私たちのそばにいて、党と人民が最も必要とする場所できれいな花を咲かせている。

六時過ぎ、周医師と肺科病院の程克斌主任を誘って一緒にレストランに行った。青浦チームと奉賢チームの誕生日の勢いを見るにつけ、私一人だけの仁済応援団だけでは、勢いが足りないのではと心配していたからだ。二人に「仁済隊」に「なりすまし」て活躍してもらうことにした。

周教授は早く夕食を食べて、もうレストランで今日の主役を待っていた。隊長補佐の張明明さんは誕生日ケーキを持ってきた。私たちは待ちきれなくて、傅佳順さんに急いで包装を開けてもらって、今日のケーキを見た。この丸いチョコレートケーキは、医療チーム全体の祝福を表していた。いつまでも一八歳という意味のキャンドルを立てて、周教授は医療チームを代表して誕生日の祝福を送った。みんなは誕生日の歌を歌い始めた。願いを込めてキャンドルを吹き消した傅佳順さんの心の中には、さぞいろいろな感慨が交錯していたことだろう。壁際に押しやられた「仁済隊」の二人を見て、私は楽しく笑顔を浮かべていた。私たちは異なる病院から来ているが、武漢でここ二カ月の間に苦難を共にして、もうファミリーのように親しくなっていた。

三月一八日　上海湖北支援医療チームが徐々に撤収開始

黄昏時の日の光のもとで、夜勤に向かう道を歩み、手持ちの袋にはホテルのレストラン（1）でいちばん赤くてきれいなリンゴが入っていた。リンゴ、「平安」でありますように。

三月一八日、湖北支援の五四日目。武漢、晴れ。

今朝の道路の向こうにはもう上海の車が見えなくなり、ホテルの入口はきれいになっていた。もともと停まっていたバスも、国家緊急救助車もなくなった。消毒水を噴射する車だけがホテルの前を行ったり来たりして、地面を洗い流していた。最初、ここには東方病院の国家緊急援助の医療チームが泊まっていた。無事に任務を終えることができておめでとう。かれらは今日、故郷の懐に帰れるのだ。

昼頃、ホテルの隣のスーパーがまたオープンした。今日開いていたのは正門で、前回は脇の小さいドアだった。人は多くなかった。入口にバスと小さい車が停まっていたが、これはきっと団地から来た団体購入をするための車だろう。かれらのビニール袋の中に魚が入っていた。この前のニュースで言っていた、咸寧市から調達してきた数十万斤の生魚のことかもしれない。武漢の人民は魚が好きで、以前は武昌魚を食べることができたのに、今はロックダウンで食べられなくなった。みんな魚好きの武漢人民のことを覚えていて、生魚を武漢に送ったのだ。

午後、眠りから覚めて、全季ホテルの党員グループで、宝山病院の施巍主任からのメッセージを見た。彼のクラスメイトの仕事先がチョコレートとオレンジを送ってきたそうだ。一階のホテルのロビーに置かれていて、どうぞご自由に持っていって下さいとのこと。取りに行く前に、今度は緑地グループの張さんから電話が来た。彼もお菓子を送ってくれたそうだ。チョコレート、ナッツ、ジュースなどの他、お見舞いの手紙もあった。緑地グループが私たち仁済小分隊のために差し入れを送ったのは、これで三回目。雷神山の仲間にも見舞いを送ったそうだ。これらの真心に満ちた部門に感謝する。「雲開くるを守り得れば、明月見ゆ[2]」というように、今回の疫病に徹底的に勝利したら、私たちも安心してこれらのスーパーでたくさん買い物して、彼らを支えてあげることにしよう。

ニュースで上海湖北支援医療チームが武漢を離れる場面を見た。後ろ髪をひかれるような名残惜しい気持に溢れていた。武漢市民の窓辺での呼びかけ、パトカーの案内、道の両側の敬礼式、空港の最高礼遇「水門」、そして上海に帰った時の李強書記自らの出迎えなど。多くの武漢人民の医療チームに対する信頼と感謝、そして上海人民の私たちに対する期待と祝福の表れだ。

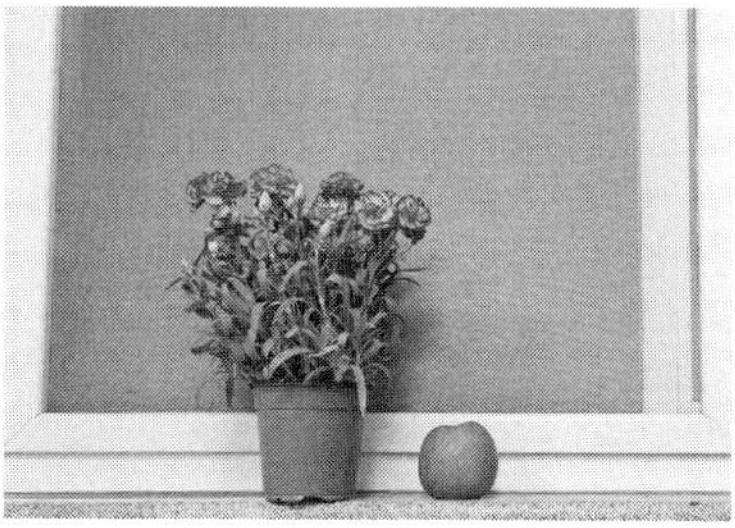

平安

黄昏時の日の光のもとで、夜勤に向かう道を歩み、手持ちの袋にはホテルのレストランでいちばん赤くてきれいなリンゴが入っていた。リンゴ、「平安」でありますように。後で事務机の前の窓に置き、今日の夜勤がうまくいくように願うことにしよう。

昨日の昼から、私たちのグループの気管挿管の患者のことが気がかりだ。劉組長と浦南病院の趙教授は緊急に気管支鏡を検査したところ、患者の気道粘膜がただれていて、気管の下にかさぶたができ、気管支鏡が入りにくいことがわかった。気管霧化、湿化などの処置を行うしかなかった。

昨夜、徐さんが引き継ぎをする時、患者のCO_2の分圧が血液ガスマシンの検測不能まで高くなった。徐さんは一晩中休まずに処理して、CO_2はやっと六〇余りまで下がったが、この状況をいつまで維持できるだろうか。状況は好転するだろうか。誰も予想できない。患者の消化管出血、肺部感染もあって、どれも難関である！

事務室に来て、リンゴを窓辺に移動し、周医師は事務室のいちばんきれいな花を私のデスクの前の窓に置いた。花もリンゴも加勢してほしい。今夜は私の出番だから。

（1）リンゴは中国語で「蘋果」で、「蘋」は「平安」の「平」との発音が同じ。また、アクセントが違うが、「果」も「過ぎる」と同じ「guo」となっている。

（2）原文は「守得雲開見月明」。『水滸伝』がその出典。

三月一九日　暑い日がやってくるのが遅れるといいな

今日の武漢の温度は二三度に達して、防護服を着ている医療従事者はとてもつらかった！　暑い日はいや。もう少し時間をちょうだい。

三月一九日、湖北支援の五五日目。武漢、晴れ。

挿管患者は、綱渡りのような慎重な措置の中でこの夜をがんばり抜いた。私も無事にこの夜勤を過ごした。

朝六時過ぎ、トランシーバーから隔離病室内の看護師の声が聞こえた。ある看護師の調子が悪くて、外に出て休む必要があり、外の看護師に対応してもらうよう依頼した。六時四〇分頃、少し休憩を取った彼女はまた隔離病室に入ろうとした。私は隔離病室外の看護師と共に、中に入らないよう彼女に勧めた。もうすぐ八時で仕事が終わるからだ。彼女は牛乳を飲み、物を食べて、気分がだいぶよくなった、自分の体は自分がよく知っているからと言った。結局、彼女は防護服に着替えて仕事を続けることにした。その断固とした表情を見ると、休みなさいとはとても言えなかった。

確かに、夜明けの四時から八時までの隔離病室内の仕事はいちばん大変だ。よく寝られようが寝られまいが、夜明けの三時前に起きなければならないからだ。そして、トイレに行くことを恐れ、飲まず食わずの状態でもある。防護服に着替えて中へ入り、朝五、六時まで働くが、またこの時間は人がいちばん疲れている時なのだ。

陽気が暖かくなって、汗も多くなった。水分補給できないのでこの時間帯は体の異変が起きやすい。保護服を着ているとあまりにも暑いので、空いている時は壁に背を向けることにしたら、壁の冷たさを感じられると、ある看護師が私に言ったことがある。

八時三〇分、私たち仁済病院の呉文三さんは隔離病室から出てきて、全身ずぶ濡れになり、髪から汗が落ちていた。防護服を着て、隔離病室に入るとすぐに汗が出てきて、六時頃から患者の採血などの操作が始まると、髪から汗が止まらなくなったという。今日の武漢の温度は二三度に達して、防護服を着ている医療従事者はとてもつらかった！　暑い日はいや。もう少し時間をちょうだい。みんな無事に退勤できますように。

今日の午後四時に、党員全員はホテル六階の会議室で上海第一陣湖北支援医療チーム臨時党総支部の全体党員会議を開き、第三陣の入党同志の宣誓式を行うことになった。みんな早めに会議室に来ていた。党徽章をつけた党員同志がどんどん増えてきたようだ。出勤で参加できない同志以外の、仕事のない党員は全員来た。第一陣、第二陣の入党した同志を加えて、私たちのチームはますます強大になった。

耳元で再び『国際歌』（インターナショナル）が鳴り響いた。鄭軍華リーダーの講話は次の通りだ。「上海第一陣湖北支援医療チームは三つの段階を経験して、それぞれ三組の隊員が前線で入党した。私たちは仕事と生活の中で、入党を強く望んだ人々を次々と観察した。そして私たちの観察にパスした。

天気が好転し、私たちの勝利が間近に迫ってきたことを示している。勝利は、私たち党員の率先垂範があってこそもたらされる。私たちの党員一人一人、入党積極者の一人一人がよくがんばった。チームの中には大先輩がいて、また、九人の『九〇年代生まれ』の若い人もいた。上海の文化は、私たちに、危険な状況にこそ責任感が強くなるという意識を育んでくれた。みんなぜひ、一にも二にも努力と奮闘を発揮してほしい！」とのことだった。

鄭リーダーの指導の下で、一三名の同志が入党を宣誓した。私たちのチームにまた多くの新鮮な血液が注がれた。私たちは引き続き努力していく。ある第一線で入党した同志の話を借りると、真心で事に当たり、感謝の心で人に当たる、ということだ。

今日、仁済小分隊の四人の同志はめずらしく同時に暇があった。私は仁済病院の旗を持って一緒に金銀潭病院に行って集合写真を撮影することを提案した。ここは私たちの奮闘した場所だから。

四人の小分隊の中の唯一の医者として、また最年長として、私は再三みんなに言い聞かせた。隔離病室で気分が悪くなったら、必ず早めに出るようにすること。耐えられなくなって倒れでもしたら、また他の人に運ばれて出てくることになり、二次汚染の恐れが出てくる。暑くなってきたので出勤前にも水分を多く補給して、頻繁にトイレに行っても大丈夫だと伝えた。鄭リーダーが繰り返し強調していたように、「物資は十分足りている、大事なのは自分を守ること」。

三月二〇日　勝利の前に、教訓と反省を

私たちが武漢に来てからもう八週間になった。この間にしたこと、わかったこと、覚えたこと、忘れ難い経験は何だったか、教訓と反省が必要。

三月二〇日、湖北支援の五六日目。武漢、晴れ。

金銀潭病院連合医務処の通知によると、国家衛生健康委員会は三月一九日以降の新型肺炎の死亡患者について死亡例の討論を行うように強調して、毎日午後三時、武漢会議センターで、パワーポイント（ＰＰＴ）で報告し、病院は各レベルの医者、専門家を派遣して討論に参加するよう指示があった。

これまでも病院の専門家と病室では死亡した重篤患者について討論してきて、各専門家は毎日出勤していたので一人一人の患者の病状の変化に詳しく、ＰＰＴの形式で報告する必要はなかった。

病院レベルの討論は、すべて早めに通知して手配するので、考えを整理してＰＰＴを作る時間は十分にある。またこの通知は、もしこちらに死亡した重篤患者がいたら、一日でＰＰＴ作りを終わらせて、討論に参加しなければならないことを意味している。私たちは全力で患者の救助にあたり、少しの望みも捨ててはいけない。同時に、治療とＰＰＴ作りの二つの準備をちゃんと行って、報告用のＰＰＴも真剣に準備しておく必要があるということだ。私たちは上海の医療チーム代表であり、上海の

医療レベルを代表しているのだから。

昨日、私たちの組の劉組長が夜勤になったので、この重要な任務は彼に任せられた。劉組長は当直をしながらＰＰＴの準備をしていた。この患者は二カ月以上の病歴があり、他の階にいたが、三月初めに病状が悪化してこちらに移された。これほど長い病歴、治療の経過と検査の結果をすべてＰＰＴにまとめるのはかなり骨の折れる作業だった！　劉組長は夜明けの四時半になって、やっとＰＰＴをやり終えたそうだ。今日の午前中に、金銀潭病院院内の国家グループの専門家を招いて診察することになった。こうして衆知を集めれば、よりよく患者の生命を救うことができる。

劉組長は夜勤を終えた。今日は日勤の医師二人が病歴と記録の報告を担当することになった。最後にグループチャットからメッセージが来た。さらにＰＰＴを改善しなければならないそうだ。臨床だけではなく、問題の総括にももっと努力が必要。ＰＰＴがよくなくても改善はできるが、肝心なのは治療に少しもミスが出ないこと。早く問題を発見して早期に改善し、論理と思考をもっと整理して、グループの力をあげて報告用のＰＰＴを完備しなくてはならない。もちろん、本音ではこのＰＰＴを使わなくてすむようになるといいのにと思ったけれど。

今日は休みだ。食事をしてからホテルを出て日光浴をしようと思ったが、入口で細菌消毒車にぶつかった。鼻をつく臭いが涙腺を刺激して、私と周医師は急いでホテルに戻った。裏口から出て、何歩も歩かないうちに、消毒車がまた私たちの前に来て、遠くのゴミ箱に向かって消毒水を吹きかけていた。

午後、鄭リーダーがメッセージを送ってきた。個人の仕事のまとめを書く準備をするようにということだ。備えるべき三つの要素も提示していた。そう、この新型肺炎の戦いの勝利はもう目前だ。私たちが武漢に来てからもう八週間になった。この間にしたこと、わかったこと、覚えたこと、忘れ難い経験は何だったか、教訓と反省が必要。

今夜は王鵬《おうほう》医師の誕生日。六時にレストランに行ってこの特別な誕生日を一緒に祝った。なんと今日は「美団」もやってきて、ごちそうと花を送ってくれた。今日は本場の武漢の熱乾麺を食べた。味はなかなか悪くなかったな。王鵬さんは、レストランが彼のために作った大皿の長寿麺を持っていた。その様子がおかしくてみんな笑った。

周教授がレストランにいるうちに、私は急いで彼と一緒に写真を撮った。その後も周教授はそこに座ったまま、みんなから写真を撮ろうと次から次へと頼まれていた。

今夜は病例対策会議がある。病理学卞修武《へんしゅうぶ》院士と、呼吸と重篤症状領域の王辰院士も参加して、上海、福建、湖南、浙江の漢方医と湖北の同済、協和、省人民、金銀潭の専門家もここに来て討論することになった（今の金銀潭病院はミニ「国連」のようだ）。前回の病理の討論に参加してから、新型肺炎が人体の各臓器に与える危害に関して、私の認識は臨床のレベルから一気に病理のレベルまで深くなった。王辰院士の総括もずばりと的を射ていて、深く記憶に残った。何が何でも傾聴しておかなくては。

三月二一日　同じ桜でもいろいろな趣がある

午後はホテルに戻ってぐっすり眠った。昨日の病例対策会議ではみんなとても熱心だった。二つの症例を夜一一時過ぎまで議論していた。ホテルに帰って寝た時はもう夜明けになっていた。

三月二一日、湖北支援の五七日目。武漢、曇りがちのち曇り。

ここ数日、武漢の天気は暑くなってきた。武漢人の運転手さんに、また気温が下がるか聞いたけれど、軽くいなされてしまった。「今何月だと思っているの？　気温が下がるなんて」と。まさか、三月の気温は毎日二〇度以上なの？　昨日から外出の時は半袖を着て、室内では薄いコートを着ただけだった。冬が終わり、春が来た。出発の時に持ってきた冬服はもう着られなくなった。社会各界の思いやりある寄付に感謝する。さもなければ二〇度の天気の中でダウンジャケットを着ていることになり、そんな姿は想像もできない。

勤務の交替前、鄭リーダーはグループの中で元気の出る言葉を送ってきた。交替が終わり、鄭リーダーはまた、この英雄に関する内容を皆に話した。英雄とは何か？　辞書には、①才能に優れ、強く勇ましい人のこと。②粘り強く勇敢な人のこと。③私心を忘れて、困難をいとわず、人民の利益のために勇敢に奮闘し、尊敬すべき人のことである。今みんなが私たちのことを呼んでいる「英雄」とは、③の人ということだろう。肝心な時になればなるほど、歯を食いしばって、最後まで持ちこたえ、責任を担いそれを守り抜いて、これまでの努力を水の泡にしてはいけない。この時こそ、クールな頭で、慎重な行動と地道な努力を積み重ね、仕事を全うして、初心を忘れず、怠らず、力を緩めないように。ウィーチャットグループの中で、「やりぬくことこそ勝利」というみんなの返事を見て、勝利はきっと私たちのものだと思った。

今日は周教授と隔離病室に入り、二つの重要任務がある。一つは新患者の収容と治療だ。これは、二階の軽症病室から移ってきた重症患者だった。もう一つは気管挿管の患者に気管支鏡を行うことだ。彼の病床のそばの胸部レントゲンは、彼の左肺の下に肺拡張不全[1]がある可能性を示していた。気管支鏡を通して管内の状況を見て、ついで洗浄することが必要だった。

隔離服と防護服を着ただけで、まだ何もしていないのに、もう汗が出た。周教授は相変わらずリードし、私はすぐにその後についた。看護師長の陳貞《ちんてい》さんは気管支鏡の準備をしていた。陳貞先生は華東病院から来ている。私の目から見れば、彼女はどんな操作でも手伝える人。今日は彼女がいてくれたおかげで、私一人で周教授のペースについていけなかったらと思いわずらわずにすんだ。

先に周教授と回診を行い、陳貞さんは準備をすることになった。気管支鏡用ねじ込みパイプに換え、滅菌済みの痰入れ容器、吸引器などを準備する必要がある。

回診が終わり、気管挿管の患者のそばに戻った。陳貞さんはすでに準備作業を終了していた。周教授の動作は速くて、気管支鏡はすぐ気管の套管に入った。何日か前の気管の末梢のかさぶたが全部消え、気管の末梢には少量の分泌物があった。私たちが予想していたよりずっといい状態だ。病変が最も深刻な左下肺で洗浄を行い、培養用に標本を取った。全過程で、周教授の動作は滑らかで、一気呵成に仕上げた。補助的な作業が必要かと思ったが、有能な陳看護師長が仕事を全部やってくれた。私はただ、気管をしっかり支えて套管をすべらせないようにし、ディスプレイを見ていれば大丈夫だった。これらの仕事を全部やり終えた時、もう汗でびしょ濡れになっていた。

新しい患者がまだ来ていないので、そのついでに、周教授は私を連れて軽症病室を見学した。軽症病室は重症病室と大きく違っていた。病室の中はきれいに掃除されていて、床を這っている電線がなく、点滴ポンプも多くなかった。さらにそれほど多くの心電図モニターもなかった。患者が何人もマスクをしながら話をしていた。廊下にも人工呼吸器や救急ベッドがそれほど多くなかった。本当に違う世界になっているわ！

転科が必要な患者と一緒に重症病室に戻った。看護師は彼女のために病床を用意して、荷物を置いた。私たちは病歴を聞き、バイタルサインの検査をし、患者を慰めてから、隔離病室を出た。いろいろ忙しくして病室を出た時は、N95マスクを絞ったら水が出せるんじゃないかと思った(もちろん、よだれじゃないからね)。この時の陳看護師長はまだ中に、ある挿管患者のために深静脈を置いていた。

消毒してから事務室に戻って仕事を続けていた。暑くて、服は昼になると乾いていた。

午後はホテルに戻ってぐっすり眠った。昨日の病例対策会議ではみんなとても熱心だった。二つの症例を夜一一時過ぎまで議論していた。ホテルに帰って寝た時はもう夜明けになっていた。

夕食後、武漢東西湖区からの見舞いを受けた。額縁には「偉大なるあなたへ」という詩が収められ

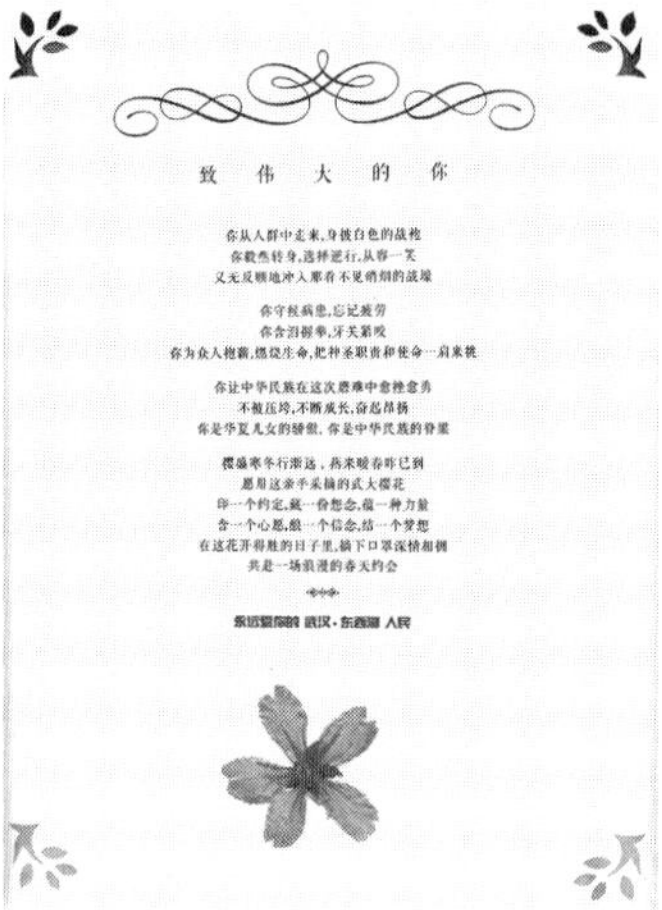
致伟大的你
你从人群中走来，身披白色的战袍
你毅然转身，选择逆行，从容一笑
又无反顾地冲入那看不见硝烟的战场
你守候病患，忘记疲劳
你含泪握拳，牙关紧咬
你为众人抱薪，燃烧生命，把神圣职责和使命一肩来挑
你让中华民族在这次磨难中愈挫愈勇
不被压垮，不断成长，奋起昂扬
你是华夏儿女的骄傲，你是中华民族的脊梁
樱盛寒冬行渐远，燕来暖春昨已到
愿用这亲手采摘的武大樱花
印一个约定，藏一份想念，蓄一种力量
含一个心愿，织一个信念，结一个梦想
在这花开得胜的日子里，摘下口罩深情相拥
共赴一场浪漫的春天约会
武汉·东西湖 人民

ていた。最後に、最も美しい桜の時季を逃してしまうことを惜しむかのように、本物の桜の押し花が添えられていた。同じ桜でもいろいろな趣がある。私たちもそれぞれ違った花を咲かせている。

偉大なるあなたへ
あなたは群衆の中から、白色の戦衣を身につけ歩み寄ってきた
あなたは毅然として身をひるがえし、従容と笑みを浮かべて逆行し
躊躇《ためら》うことなく、あの硝煙の見えない塹壕に駆けつけた
あなたは病人患者を見守り、疲れを忘れた
あなたは涙を浮かべ拳を握り、歯を食いしばった
あなたはみなのために薪を拾い、生命を燃焼し、神聖なる責任と使命を自分で背負った
あなたのおかげで中華民族は今回の試練の中でいっそう勇敢に
挫けず絶えず成長し、奮い立って高揚した
あなたは華夏人の誇り、中華民族の背骨

桜が盛り寒い冬が徐々に遠去かり、燕が来て暖かい春がやってきた
願わくば、自らの手で摘んだ武漢大学の桜花
約束を印し、思念を蔵《おさ》め、力量を育み
希望をこめ、信念を育て、夢がかなうことを
花が咲き勝利が見える日に、マスクを外して抱き合い
共にロマンチックな春のデートに赴こう

いつまでもあなたを愛す

武漢・東西湖　人民

（1）　肺の膨張不全の状態をいう。気管支の閉塞によって生じ、閉塞したところから先の肺では換気が行われないため、含気が著しく減少する。

三月二二日　握り締めた拳にこめた、ウイルスとの戦いに勝利する決心

二月一四日、隔離病室で花の代わりにリンゴを手にしたご夫婦のことを覚えているだろうか？　先に退院した夫は今日妻の病状を訪ねに来た。妻は肺の画像と症状はよくなっていたが、ＰＣＲ検査が陽性なので、まだしばらく退院できない。

三月二二日、湖北支援の第五八日、武漢、曇りのち曇りがち。

朝、出勤する道路は濡れていて、道端の桜は少ししおれていた。病院に行ったら、李医師の話を聞いて、昨夜は激しい風雨だったことがわかった。全季ホテルの部屋にいると、外の雨風の音が聞こえないのもささやかな幸せだ。

今日私たちの第一八床の患者が本当に退院した。「本当」と言ったのは、私たちは二日前に退院の意見を出したからだ。その時、周教授は彼女に酸素濃縮器を送ることを約束して、彼女はすぐに退院を承諾した。しかし昨日、周教授と一緒に回診に行った時、彼女はまだそこにいた。彼女の地域の隔離スポットのベッドが足りなくなったため、退院はしばらく待たなければならないそうだ。

この患者といえば、彼女の入院履歴も紆余曲折があった。私が初めて隔離病室に入る前の夜、彼女

は救急車で私たちの重症病室に運ばれてきた。来た時は酸欠で意識不明の状態で、名前と病歴がわからなかった。三人の当直の重症医師は経験を踏まえ、特殊時期の病院政策(入院番号がなくても、薬と人工呼吸器は先に使うこと)によって、彼女を救った。

翌朝、患者の意識がようやく戻ってきた。名前を聞くと、何度も返答はしてくれるのだが、私たち三人の当直医が聞いた名前を復唱してみたら、何一つ同じものはなかった(三人とも武漢方言がわからない)。名前すら聞けないなら病歴はさらに望めない。悩んだあげく、携帯電話の番号を聞くことにした。家族に電話すれば、きっとはっきりするだろうから。一日目はあまり経験がなかったが、隔離病室に持ち込んだペンと紙は持ち出せないことは知っていたので、手ぶらで病室に入った。電話番号を忘れたり間違えたりしないように、三人の医者は一人ずつ、番号のいくつかの数字を暗記することにした。ところが、病室を出て三つの数字をつき合せて、その番号に電話してもまったくつながらない。どうすればいい? これは困ったと医務処に連絡し、医務処のほうでまた方法を講じてはみたが、いろいろと調べてみてわかった電話番号は、やはり前の番号と同じだった。依然として家族との連絡が取れなかった。私たちは彼女を「匿名」扱いにして、先に薬を使い始めるしかなかった。患者の状況が好転するまで待ってから、名前と身分証明書を確認して家族を探し当てた。病歴がはっきりわかって、彼女の正しい名前を使うことができるまで、さらに二日を要した。

医療従事者の丹念な治療を経て、この患者の病状は日に日に好転して、人工呼吸器から高流量式鼻カニュラ酸素療法まで使い、さらに鼻カニューレで酸素を吸い込んでから、ほぼ安定するようになっていった。新型肺炎のPCR検査は連続的に陰性を検出して、胸のCTは肺部に線維症があることを暗示しているだけだった。みんな彼女に退院してゆっくり回復するよう薦めた。しかし、この患者にはいくつもの心配事があった。退院後また病状がぶり返すのではないか、今後の生活に影響は出ないか、などなど。何日かして、ようやく退院に同意したと思ったら、隔離スポットのベッドが足りないというアクシデントに見舞われた。患者の心配事がまた出てきた。隣の病床の患者のウイルスに感染してしまわないか、約束した酸素濃縮器がもらえないのではないか、今の薬が足りなくなるのではないか、半年後に仕事ができるかどうか、などなど。新型肺炎の患者が回復した後のいらだちは無理もない。私たちにできるのは、彼女を慰めることだけだった。

二月一四日に隔離病室で花の代わりにリンゴを手にしたご夫婦を覚えているだろうか？　先に退院した夫が今日妻の病状を訪ねに来た。妻は肺の画像と症状はよくなっていたが、ＰＣＲ検査が陽性なので、まだしばらく退院できない。彼にバレンタインデーに撮った写真をいただけないかと聞いた時、いちばん感動したのはそのしっかりと握った手だった。手の甲に注射が原因で残ったあざ、手元には人工呼吸器のねじ込みパイプもあった。男と女の固く握り合った手は、二人が手を携えて、共に風雨に耐え、一緒に新型ウイルスに打ち勝つための決意を象徴していた。二人の写真を使ってもいいかと彼に聞いたところ、彼は「メディアには使わないで下さい。新型ウイルスの感染者に対する、人々の懸念と誤解がありますから」と婉曲に断った。彼の心配はわかる。どうかかれらを理解し、かれらの優しさ、切なさ、強靱さを知ってほしい。

全季ホテルの党員グループチャットでは、多くの医療従事者がホテルの入口で、手でハートのポーズを取っている写真が送られてきた。彼女たちは同じ絵柄のＴシャツを着ていた。退勤してホテルに帰ると、私も同じようなTシャツをもらった。これは武漢青山区の小学生たちの真心の寄付なのだ。小学生たちはTシャツにいろいろな絵を描いて、私たちを応援してくれた。「武漢がんばれ！ 中国がんばれ！」、シャツの後ろには「ウイルスをやっつけろ、武漢がんばれ！」などと書かれ、『ワンパンマン』(1)の漫画もあった。可愛い子どもたちに感謝する。あなたたちは祖国の未来だ。

（1）『ワンパンマン』(One Punch-Man)、あらゆる敵をパンチ一発（ワンパン）で倒してしまう、最強ヒーロー、サイタマが主人公のギャグ系アクション漫画。

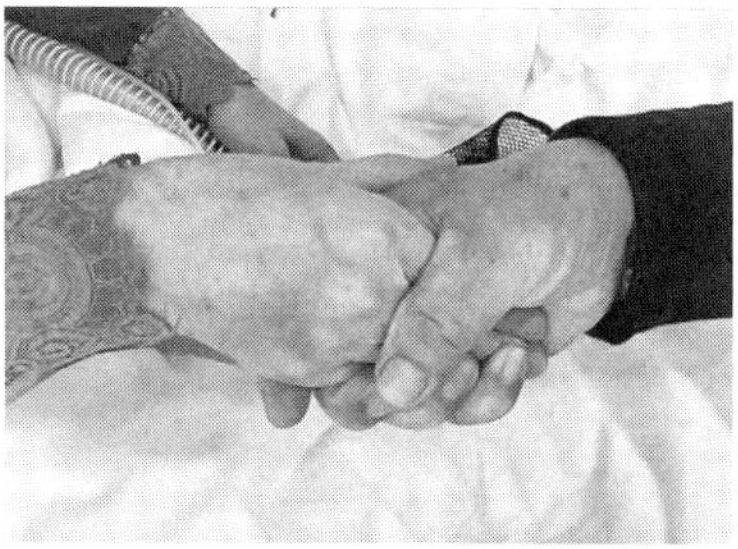

隔離病室で手を握り締めた夫婦

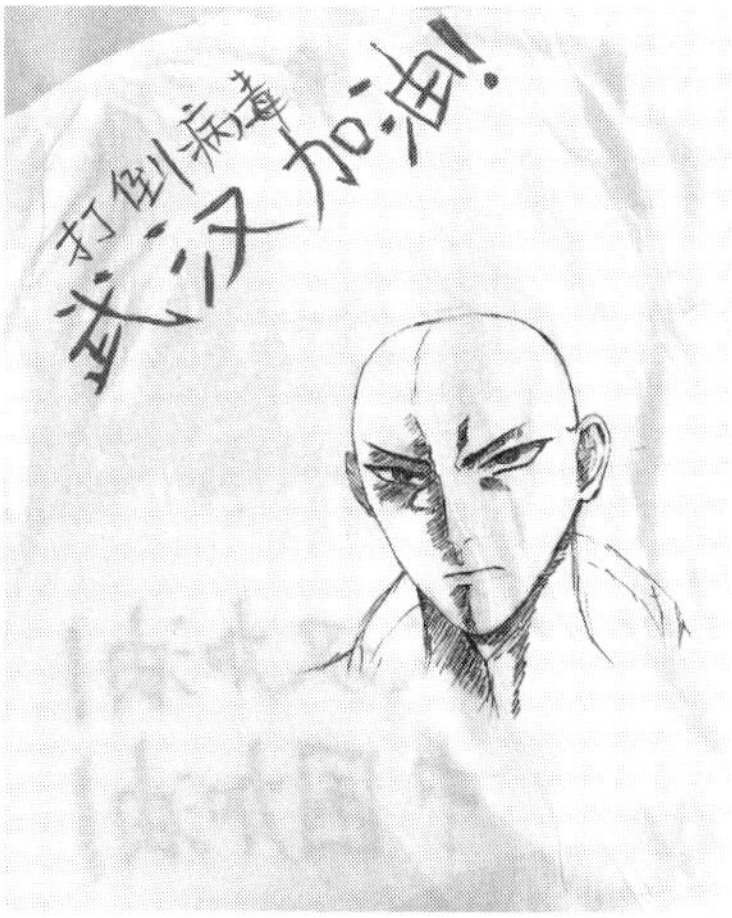

小学生が寄贈してくれた『ワンパンマン』Tシャツ

三月二三日　武漢、活動再開！

一月二三日、武漢という都市は一時停止のボタンを押されたが、今日、ゆっくりと活動を再開し始めた。

三月二三日、湖北支援の五九日目。武漢、晴れ。

今日は休み。出勤しなくてもいい。朝食を食べて、周医師と一緒にホテルの周りを回った。私たち二人は、大通りの車は明らかに前の数日間より多くなり、オートバイと通行人さえ現れたことに気づいて驚いた。いったいどういうこと？

通りの向かい側にある会社の玄関が一部開いていた。見てみると、防護服を着た人たちが忙しそうにしていた。好奇心に駆られて道の向こうに行ってみた。前に閉じていた会社は車の幅ぐらいドアを開けているのが見えた。入口にはテーブルが並べられていた。その上には八四消毒液(1)、手洗い液、手袋などが置いてあった。また、防護服を着てマスクをつけた従業員が四人もいた。

遠くからオートバイに乗って女性がやってきた。入口に着くとバイクを降り、従業員たちは忙しく彼女の体温を測って、スマホを取り出して、QRコードをスキャンしているようだった。これはたぶん上海の「随申碼《スイシェンマー》」(2)と同じようなものね！　それがパスになり手袋を一つもらって、通行できるようになる。「武漢の会社はもう活動再開しましたか?」と聞いてみた。かれらは「ええ、一部の人は職場に復帰しましたよ」と答えた。もっと先に行くと、タバコ専売局のドアも開いていた。同じような光景だが、ここは車がさらに多く、同じように仕事が再開していた。

一月二三日、武漢という都市は一時停止のボタンを押されたが、今日、ゆっくりと活動を再開し始めた。タバコ専売局の建物はとてもきれいだった。入口にいる二人の同志は、私と周医師が玄関の前でうろうろしているのを見て、どこから来ましたかと聞いてきた。上海医療チームのものですと答えると、一人の同志はすぐに私たちにお辞儀をしてお礼を言うので、「とんでもない」と恥ずかしくなって、急いで戻ることにした。

反対側の道路にも人影があるようだ。周医師と探索を続けた。何しろ、この道にはおいしい店がたくさんあるのでね。道の向こうのケーキ屋とケンタッキーは営業していたが、ドアはまだ閉まっていた。ケンタッキーのドアには「宅配サービスに限る」と書いてあり、ケーキ屋もデリバリーだけだった。

武漢は既に活動を再開した。店はオープンした。感染状況はどうなるだろう? 市民は保護に努めること。気を緩めちゃだめです。ゼロを持続してこそ、私たちは家に帰ることができるのだから。

道端に白いタンポポが一つ二つ、緑の草の中に咲いていたが、風が吹くと、空いっぱいに飛び散る光景ではなかった。特別な時期の誕生日キャンドルのことを思い出した。キャンドルの火を吹き消すのではなく、手で振って消すようにしていた。これも新しいファッションね。

ホテルに戻ると、受付のお兄さんは、ホテルに沿って歩いて、通りには出ないようにと私たちに注意した。武漢は今日から徐々に活動を再開する。車がとても速く走るから安全には注意するようにとのことだ。昼頃に退勤した同僚がいいニュースを教えてくれた。明日と明後日、退院患者が一定の数になったら、私たち医療チームの一般病室と重症病室を一緒にするそうだ。こうして一つの病室エリアを閉じるごとに、家に帰る歩みがますます近づいてくる。

（1）次亜塩素酸ナトリウムを主とした殺菌剤。

（2）上海市民の生活便利のために導入されたＱＲコードのサービス。

三月二四日　最も暗い時期を乗り越えた

野良犬がスーパーの前でうろうろしていた。入口のおばさんによると、この犬はもう二カ月も放浪していて、善良な人が時々エサを与えているおかげで、今日まで生きてこられたそうだ。

三月二四日、湖北支援の六〇日目、武漢、晴れ。

今日は記念すべき日。私たち第一陣湖北支援医療チームが武漢に来てから、二カ月になったのだ。この六〇日間の明け暮れを振り返ってみると、戸惑いから自信へ、見知らぬ他人から顔なじみへ、恐れから勇気へと、歩みを進めてきた気がする。冬が去り春が来て、私たちは厳冬から一気に武漢の暖かい春に入った。道行く人々はますます多くなって、歓声まで聞こえるようになった。武漢よ、暗い時期はもう過ぎた。あとはただ一歩ずつ正常の道へと戻っていくだけ。

私たちのある患者は今日で退院し、彼女からウィーチャットメッセージに手紙が来た。「あなたたちの辛労と貢献に感謝します！　治療が後半に入る中、あなたたちが私を慰めて心配してくれて、私の緊張と恐怖はなくなりました。短い時間でしたが、あなたたちは何をおいても患者のことを考えてくれ、まさに至れり尽せりでした。特に危篤患者に対して、丸二四時間も見守ってくれて、家族以上の家族でした……。みなさまのご無事をお祈りします！　早く勝利して凱旋なさいますように！」と書いてあった。

昨日退院した患者の、看護師たちへの称賛と感謝の言葉を思い出した。「彼女たちは普通の人かもしれませんが、その一つ一つの普段の努力の積み重ねが偉業を成し遂げました！　私たちが続々と退院していっても、彼女たちのことは永遠に忘れません！　ありがとう！　上海湖北支援医療チーム」とのことだった。

私たちは平凡だけれど、勇気はある！　逆行する勇気があり、ウイルスと戦う勇気もあった。深い傷をいっぱい負っても、感謝の気持を絶やさずに持っている武漢の人々に感謝する。これからも順調な暮らしが続きますように。

今日はホテルの隣のスーパーがオープンした。団地のまとめ買いを受け持つ代表者の箱には、肉や野菜がぎっしり詰まっていた。健康コード(1)をスキャンすれば入れる人もいた。野良犬がスーパーの前でうろうろしていた。入口のおばさんによると、この犬はもう二カ月も放浪していて、善良な人が時々エサを与えているおかげで、今日まで生きてこられたそうだ。「好《よ》き心に好《よ》き報《むく》いあり(2)」とおばさんはしきりに言っていた。ほら、お兄さんがスーパーでソーセージを二本買ってきて食べさせているよ。

午後、雷神山病院の施陽先生は、私たち金銀潭病院の仁済小分隊に、仁済の後方からの祝福――グリーティングカードを届けてくれた。そこに書いてあった祝福は読めたが、残念ながら、その雄勁な筆勢のサインは読めなかった。施陽先生のことは、仁済大部隊が雷神山に入る時から聞いていた。彼の「羊羊雑貨店」のことも含めてだ。前回、彼が仁済の実家のごちそうを届けてくれた時は、私は夜勤で会えなかったので、こんなに仕事ができる人はきっとおじさんだろうなと思い込んでいた。それが、今日会ったら、なんと若いイケメンだとは。急いで記念写真を撮った。

今日は夜勤で、黄昏時の日の光の下を車に乗って出勤した。道端の早咲き桜は散るのがとても早く、何日も経たないうちに赤い葉を残すだけになっていた。運転手と会話をかわした。武漢の活動が再開して、まもなく運転手さんたちも出退勤の出迎えをしなくてもよくなりますよと言った。これほど長い間、私たちのためにサービスを提供してくれてありがとう。彼は振り返って、武漢のためにしてくれた努力にありがとうと言った。この間いちばん多く話した言葉はありがとう、もらった言葉もありがとうだった。

今日の午後、病室は合併された。二階の一般患者は全部三階の重症病室に移され、建物の南側に全部集中するようになった。私たちの重症病室の患者は全部北側に集中する。このように、両側の患者が交差感染することはない。看護部は軽症患者に対して、病室エリアでウロウロしてはいけないと教育をしていた。

今日の午後から、私たちのグループには気管挿管の重篤患者だけが残っていた。グループ全体でこの患者一人を管理して、細心の治療に専念できるようになった。彼の病状も前の二日間よりずっとよくなって、検査の指標も好転していた。今日の私の任務は二つ。一つは彼を見守ること、もう一つは、彼の病歴ＰＰＴを引き続き更新することだ。

ウィーチャットグループでは「歌手」を募集していた。勝利は間近なので、最後はぜひ歌で気持を伝えようということだった。みんなが積極的に応募するのを見て諦めることにした。音痴の私は、本番の時はマスクをして人の群れの中に混じって、南郭先生(3)を決め込むことにします。

（1）健康であることをネットで報告して認証されれば、スマホで健康コードがもらえ、通行の際などに用いることができる。

（2）原文は「好心有好報」。人のためになる良い行いをすれば良い報いがある、ということ。

（3）昔、南郭という人が楽器の「竽」を吹けないのに楽隊に入って員数を満たした故事から、能力もないのに専門家面をする人。

三月二五日　帰郷を前に、目の前の仕事に集中

周医師の助けを得て、一人がレポートを読み、一人がデータを記録した。終わった時には、既に夜中の一時だった。

三月二五日、湖北支援の六一日目、曇り、時々大雨があった。

昨夜のウィーチャットグループで、二つのいいニュースが発表された。一つは鄭リーダーからのメッセージだった。金銀潭病院の指導者と相談した結果、遅くても二八日に病室を引き継ぎ、その後に私たちの後方である上海に報告して、家に帰る準備を始めるそうだ！もう一つは隊長補佐の張明明先生からのメッセージだった。鄭リーダーの調整のもと、チームユニフォームと旗などが大急ぎで作られているという。上海第一陣湖北支援医療チームとして、大晦日の夜、私たちは慌ただしく出発した。その時は自分の服を着ていて、統一したユニフォームと旗がなかったので士気に欠けるように感じていた。統一した服があれば、後続の編制チームと同じように元気いっぱいで帰れる。

チャットの中は歓声に溢れ、いい知らせを持ってきたリーダーに感謝していた。帰郷が目の前に見えてきた。帰郷万歳！　二カ月間、私たちは家族のように親しくなっていたが、やはり昼も夜も、後

方の家のことが懐かしくてたまらなかった。

昨夜、私たちの組にいる気管挿管の患者は病状が安定するようになってきた。私の仕事は、その昼の検査報告を見て何か特別処置が必要かどうかをチェックすることだった。帰郷を前に、目の前の仕事にも集中しなければならない。退院した患者の病歴を整理して、挿管患者のＰＰＴを準備する必要がある。私たちの帰郷のため、今後この患者を別の病室に移管するが、他の医療チームに悪い印象を残したくなかった。患者のこともＰＰＴも一緒に渡し、すべての引き継ぎを滞りなく行わなくてはならない。周医師が助けてくれて、一人がレポートを読み、一人がデータを記録した。終わった時には、既に夜中の一時だった。劉組長が一人で一晩中、このＰＰＴを作っていた時の苦労を痛感した。また、彼が絶えず私たちのＰＰＴ作成作業を進めるように促していたことの切迫感が身に染みてわかった。

今夜はあまり忙しくないから寝ても大丈夫。二カ月ぶりに当番室のベッドで寝た。しかし、家に帰れることに興奮しているせいか、それともマスクをして寝たせいか、息苦しく感じた。事務室の椅子の上の方がよく眠れたくらいだった。朝四時から八時までの仕事をする看護師の女の子に出会ったが、彼女も夜中に興奮して眠れなかったそうだ。みんな家に帰りたいんだよね。

朝の勤務の交替後、鄭リーダーと周教授は各グループに、残りの患者数、近日退院できる患者の人数、退院できない患者数および退院できない原因を報告させた。病気で退院できないなら、医療の原則を絶対に違反してはいけない。社会問題なら、チーム全体をあげて方法を講じ、それでもだめなら金銀潭病院の医務処に連絡してもいいとのこと。また、二人の挿管患者の転科についても言及した。関係のグループがしっかり病歴を書いて、ＰＰＴをできるだけ改善するように要求した。私たち上海チームは、できるだけ他の人に迷惑をかけないようにしたい。仮に迷惑をかけるようなことがあっても、最善を尽くして問題を最小化しなければならない。

ホテルに戻ったら、ロビーに大きなアイスボックスが置いてあり、中に冷たい飲み物がたくさん入っていた。上海光明グループが武漢の暑さを知ってアイスクリームなどを届けてくれたのだ。いつも振る舞われてばかりで申し訳ないと思うと同時に、増えていく一方の体重のことを思い、アイスボックスに伸びた手を引っ込めた。ウイルスとの戦いの間、光明グループはずっと私たちの後方の家族の面倒を見てくれていた。牛乳から野菜や肉まで、後顧の憂いをなくしてくれて本当にありがたい。

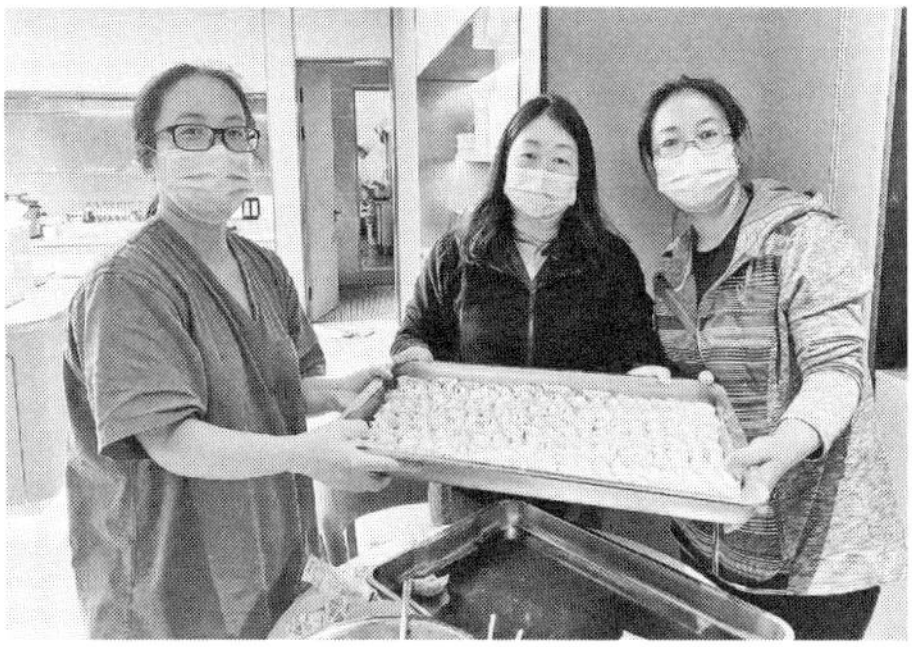
ワンタンを一緒に包んだよ

夕食時、また上海錦江国際グループの四回目のごちそうを受け取った。今度は平和レストランの油爆蝦(1)、錦江飯店の油燜筍と目魚大烤(2)など。最も重要なのは一緒にワンタンを包む機会を与えてくれたことだ。夕食が終わってから、みんなでテーブルを囲んでワンタンを包んだ。整然と並べられたワンタンを見ると、気持も満腹になった！

国家レベルの総料理長が作ってくれたごちそうをいただきながら、これは李強書記の配慮で、上海市委員会、市政府の思いやりであることを思いつつ、私たちは幸福感に満たされた。

(1) エビの揚げ炒め。
(2) オヒョウを炒めてからとろ火で煮込む料理。

三月二六日　チームの患者がゼロになった

家に帰る日が近づいてきたせいか、私たち第一組の患者数がゼロになったせいか、周教授の気分はますますよくなり、みんなと冗談を交わすようになった。

三月二六日、湖北支援の六二日目。武漢、曇り、時々大雨があった。

武漢の空はどんよりとしており、とても蒸し暑かった。今日は休みだが、私たちのグループは昨夜相談して、今日は一緒に出勤することにした。この二カ月間の湖北支援で、グループ六人が一緒に出勤するのは初めてだった（普段は三つの班に分かれていてばらばらだから）。私たちの組の専門家、周教授は毎日出勤しているので、私たち北三楼重症病室の第一組は、今日ようやく集合写真が撮れるようになった。

昨夜から、私たちはグループの中で討論していた。今日の午前、徐さんが当直になったが、挿管患者を南室のＩＣＵに移動させなければならないため、医者一人では足らない。別の通路を通って病歴を送る必要があるし、病人の病床で交替して病歴とＰＰＴも引き継がなければならなかった。

この患者が転科すれば、私たちの組の患者はゼロになるため、前倒しで休みに入ることができる。私たちはグループの最後の仕事をしっかり行い、この患者を無事に引き渡して初めて勝利を口にすることができる。

作業服に着替えて、事務室で立ったまま交替の手続きを聞いていたら、汗が出てきた。ここ最近の天気は春どころか夏さながらだったが、明日から気温が下がるそうだ。交替を終えて、鄭リーダーはまた残りの患者数を点検し始め、明日までに他の階に移す必要のある患者が何人いるのかも数えた。最後に、明日すべての患者を移した後、病室と医師オフィス、休憩室をきれいに掃除して、元の状態にすること、病歴システム以外には痕跡を残さず、清潔な病室の金銀潭病院に戻すようにと話した。

患者の転科に関してはいろいろな問題が残っていた。酸素はどうすればいい？　人口呼吸器も運ぶのか？　それともバルーンカテーテル（バルーンによる通気補助）による補助を使うのか？　これらの問題をグループの他のメンバーに工夫して解決してもらうよう任せたうえで、私は文書の作成に当たった。転科議事録から始まって、患者が入院してからの診療の経過、現在の状況と薬物の服用、注意すべき問題……、劉組長は迷惑をかけて申し訳ないとわびた。上海に戻ったら、何回食事をおごらせても文句は言えないでしょうね。だけど、私たちのチームでは私のことを「チームの花」（そりゃそうよ、女性は私だけなんだから。他の人を「花」と呼んだらおかしいよね）と呼んでくれるから、今だけは彼を大目に見てあげますよ。

周教授は、私は病歴の移送をしさえすれば病室に入らなくてもいいと言った。どうして？　同じチームでしょう？　私たちのグループの最後の患者なのだから、病歴の整理が終わってからみんなで一緒に隔離病室に入りましょうと全チームで周教授に申請したら、同意してくれた。

次の隔離病室の危篤患者の転科はまさに時間との争いだった！　周教授は、条件の制限があるから、バルーンカテーテルは手で抱えて運送することに決めて、看護師は患者の痰をしっかりと吸っておいた。まず、患者のバルーン補助通気を試してみて、数分間観察した後、患者の心拍数と酸素飽和度に特に変化は見られなかったため、運送を始めても大丈夫だと判断した。次に、周教授の先導で私がバルーンを握り、二人の医者はベッドの前で引っ張り、もう二人の医者は後ろで押しながらその方向をコントロールしていた。もう一人は患者の酸素飽和度と心拍数をチェックし、酸素ボンベと点滴ポンプを全部患者のベッドに置いていた。看護師は後ろで、患者のすべての所持品を載せた台車を押していた。こうして、重病患者を運ぶための隊列が威風堂々と出発した。

病室の廊下では通常速度だったが、外に出てからはひたすら駆けた。これは命のリレーで、ウイルスとの競走なのだ。南楼の患者通路に着いて、患者がエレベーターに入り、私は手の中のバルーンをエレベーターに乗り込んだ仲間に渡して次のエレベーターを待った。この時、私は思わずマスクを外して防護服を脱ぎ捨て、思いっきり空気を吸いたい衝動に駆られた。防護服を着て走りながらバルーンを握る感覚は、窒息という表現がぴったりだ。なんとか理性で衝動を抑え、落ち着きを取り戻した数分後、窒息の感覚はだんだん消えていき、私もエレベーターに乗ってICUに入った。中では医者と看護師が私たちを待っていた。引き継ぎが順調に行われ、六院から来ている汪偉医師は、すばやく患者に人口呼吸器をつないでパラメータを調整した。患者の安定した呼吸と心拍数を見て、私たちも安心した。空いたベッドを押して病室に戻る時はもうゆっくり歩いてかまわない。もう一回こんなリレーをしたらきっと倒れてしまうだろう。周教授は興奮して「私たちの第一組の患者はゼロになった。私たちは勝った！」と言った。

病人を送った後、グループ全員が病室に戻る途中で写真を撮った。これは私たちの第一組の団結と友情を証明する集合写真、勝利の集合写真だった！

病室に戻り、防護服を脱ぐと、全員の服が中から外までびしょ濡れになっていた。昨日夜勤した劉組長は今日の夜も出勤で、まだ朝食を食べていなかったし、徐さんは心臓があまりよくなくて、期外収縮が起こったようだと自覚していた。二人の顔は蒼白だった。私のほうは顔が紅潮して、全身が外に向かって熱気を発散しているように感じた。オフィスで清潔にしてから、高まった心拍数を落ち着かせて、汪医師と一緒にカルテをＩＣＵに送ることにした。彼に同行を頼んだのは、道を間違えてしまうのが怖かったのと（万一通路を間違えたら二週間の隔離が必要）、交替の説明に不備がないようにと思ったから。二人で互いに情報を補充し合うことで、最善を尽くさなければ。

再びオフィスに戻った時、私たちの昼食の計画は泡と消えた。誰も食事をする力が残っていなかったのだ。ただ帰ってきれいに洗って、ゆっくり休んで、水分を補給したいだけだった。

この時間は、シャトルバスはないため、汪医師と一緒に滴滴専用車を呼んで（他の人は万豪ホテルに滞在しているから、歩いても帰れる）、ついでに運転手さんと話をした。ホテルの前に着いたら、運転手さんが私たちと集合写真を撮りたいと言うので、私たちは気持よく承諾した。

今夜は二人の隊員の誕生日会があった。夕食後、ホテルのレストランで特別な誕生日を過ごした。いつものように周教授から誕生日の祝辞が送られ、みんなで誕生日の歌を歌った。家に帰る日が近づいてきたせいか、私たちの第一組の患者がゼロになったせいか、周教授の気分はますますよくなり、みんなと冗談を交わすようになった。

三月二七日　私の心は誇りに満ちて

汪医師は交替の机の前に座って、「北三階第一組患者数はゼロ、危篤症はゼロです」と真剣に言った。その時、私の心は誇りに満ちていた。私たちのチームは前倒しで任務を達成したのだ！

三月二七日、湖北支援の六三日目。武漢、雨。

今日の武漢はまた一気に冬に戻った感じがした。昨日は半袖だったが、今日はダウンジャケットを着ていた。寒い天気、灰色の空、しとしとと降る雨でも、私たちの心の喜びは覆い隠せはしない。今日、私たちのグループはまた集団で出発した。金銀潭病院への最後の仕事の引き継ぎに参加し、ついでにその掃除を手伝うためだった。

今日は交替する人が多かった。私たちの組の人が加わったから。金銀潭病院の黄朝林副院長は王書記と共に交替に参加して、後続の引き継ぎ事項を相談していた。私たちの組は昨日夜勤だったはずなのに、「欠勤」（私たちの組に患者がいなくなったから、当直しなくてすんだ）していたとの話を聞きつけた汪医師が、交替の机の前に座って、「北三階第一組患者数はゼロ、危篤症はゼロです」と真剣に言っていた。その時、私の心は誇りに満ちていた。私たちのチームは前倒しで任務を達成したのだ！

今日、他の二組は三人の患者を他の階に移す必要がある。リーダーはそれぞれの担当医に、患者の状況、退院できない理由と必要な運送方法を金銀潭病院の二人の指導者に報告させた。病床を手配してもらい、また病人を送って行くことになった。同時に、金銀潭病院の関係者に私たちのチームとの引き継ぎもお願いした。薬局と薬物の引き継ぎ、医療機器と設備課との引き継ぎなどだ。これらはすべて持ち帰ることはできず、金銀潭病院で引き続き活用してもらうことになる。金銀潭病院の二人の指導者はそれぞれ上海第一陣湖北支援医療チームが大みそかの夜に「逆行」してやってきて、金銀潭病院の医療従事者と一緒に奮闘し、医療チームがこれまで払ってくれた努力に対して、心から感謝した。そして、できるだけ早く病床を手配して、患者を転送すると述べた。

二人の指導者を見送った後、鄭リーダーは患者の搬送後の病室の消毒、掃除について、金銀潭病院を清潔で整頓された病室にして戻し、医療物資の引き継ぎをしっかりと行い、記録のために署名をしておくようにと要求した。周教授は皆に、病歴を整理したら病案室に連絡し、今日中に病歴を全部送るように求めた。他の階に移すべき患者の病歴もしっかりと書き、私たち上海チームはまじめで責任感があるという好印象を残すようにと。

交替の後、他の二組は病歴の整理に追われていたため、私たちの組の六人は隔離服を着て手袋をはめて、周教授について事務室、当番室、更衣室などを掃除し始めた。

周教授はいつもと変わらず手際がよかった。彼について仕事をする私たちの行動も迅速なものだった。不要なものは処分して、余分なもの、持っていけないものは掃除のおばさんに渡し……、それを二階の大きな黄色のゴミ袋に入れて、いっぱいになったら黄色いテープで封をして、階段の入口まで引っ張り出して、また掃除のおばさんに処理してもらった。事務室の掃除が終わり、休憩室のものをも整理して、ベッドを整えた……。

七人ははりきって満身の大汗をかいて働いていた。人が多いと力も強く、仕事も速い。清潔エリアは、多くの看護師がまだ仕事中だったから女性の更衣室のロッカーは残して、それ以外は全部きれいに片付けられた。仕事を終えて、きれいに整った清潔エリアを見て、私たちは達成感でいっぱいだった。

ホテルに帰るシャトルバスを待つために、私たちは全季ホテルに泊まるしかなかった。万豪に泊まっている同志は先に帰った。何しろいろいろ忙しくて全身が汗に濡れたから。陳教授がしばらく時間を持て余しているのを見て、私と劉組長は急いで彼と一緒に、オフィスの最新人気スポットの前で写真を撮った。

残りの時間、私たち三人は事務室でぶらぶらして、時々他の組を手伝っていた。ついでに、病歴を取りに来てもらうよう病案室に電話をかけた。私たちがいちばんのんびりできた一時だったな。

一〇時過ぎ、看護師長の呼びかけで、休みのはずの看護師が大勢来た。隔離病室の掃除と整理は彼女たちが担当したみたい。私たちのチームは、同じ目標に向けて、同じ船で航海する医療チームだった。

バスに乗ってホテルに帰り、シャワーを浴びてのんびり休んだ。午後の時間は、「偸《か》りそめ、浮生半日の閑《ひま》得たり(1)」という感じ。

今日の夕食では、レストランの心づくしで、身体を温める生姜スープを用意してくれていた。気温

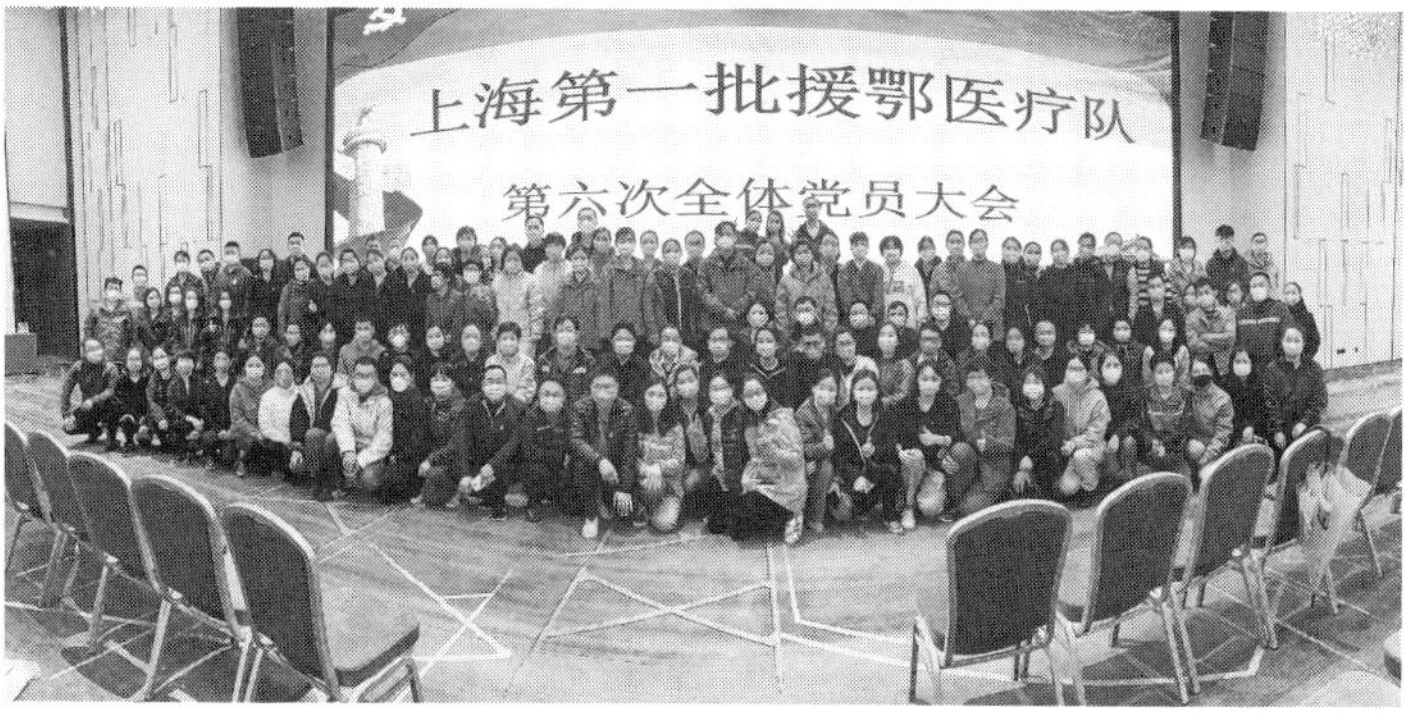

上海第一陣湖北支援医療チーム臨時党支部第六回党員総会

が下がって雨が降り、風邪を引きやすいからだ。この時、金銀潭病院の院内感染防止組の先生の「興兄」の写真を受け取った。北三階の清潔なオフィス、きれいな通路、全部包装された人口呼吸器……われら医療チームはわが誇り。これこそ上海の質の高さ、精神の気高さだ！

今晩、万豪ホテルで私たち臨時党支部の第六回の党員総会が開催された。一三人の入党積極者が前線で入党した。私たちの組の馮医師と劉組長は全部その中にいた。『国際歌』（インターナショナル）が耳元で鳴り響いたのはこれで四回目。党員のチームがますます強大になるのを見て、私たちは党の団結力を深く感じた。

前線で入党した多くの同志が自分の入党の感想を発表する時、武漢の抗疫前線では、周りの多くの党員同志が前線へと突撃し、率先して行動し、勇壮に重責を担い、エネルギーが漲り、深く鼓舞された、という話があった。また、第一線で入党したことに対する喜びと誇りの気持、さらに、自分の肩に押しかかってきた重い責任と使命を感じたと。そう、一人一人の党員が翻る旗のように周りの人を激励しながら共に前進している。

続いて、われわれ上海第一陣湖北支援医療チームの活動総括大会が行われた。鄭リーダーはこれまでの仕事について総括した。私たち最も早く「逆行」したチームが、円満かつすばらしく任務を達成したことを、高く称賛した。また彼は、現在武漢に残っている上海医療チームの状況と、私たちの後方にはますます重い抗疫がのしかかっていることに言及した。これからの段取りと帰郷について説明したあと、最初の緊張を忘れず、これまでと同じように自分を守って、無事に家に帰ろう！と結んだ。

（1）原文は「偸得浮生半日閑」で、唐代の詩人李渉の『題鶴林寺僧舎』が出典。慌しい浮世の中、ひと時の安らぎを得て、満足な半日だったという意味。

三月二八日　帰る荷物の整理

今日の消防のお兄さんはお疲れ様だった。これほど重い荷物を全部この二人が手伝ってくれたのだ。箱のない同志のためにあちこち箱探しも手伝ってくれた。肌寒い日だったのに、二人は忙しくて汗だくになった。

三月二八日、湖北支援の六四日目。武漢、曇りがちのち曇り。

今日から、現地で休憩することができるようになった。金銀潭病院の隔離病室に行く必要はない。私は初めて目が覚めるまで寝た。それから荷物を片付け始めた。

鄭リーダーは昨日の総括会で、家に帰る時は一人にリュックサック一つ（全員に同じものが支給されていた）を背負って、託送の箱を持ち、軽装で出発し、一四日間の生活必需品だけ持っていけばいいと言った。他の物資は速達（宅配便）で送ることができるそうだ。順豊《シュンフォン》（1）と京東《チントン》（2）は以前から、三月一四日から湖北支援医療者の帰りの荷物に対して、一部無料または全部無料で送ることを発表した。

私はスーツケースを二つ持っていた。一つは出発時に持ってきたもので、もう一つは武漢に来てから、仁済病院組合から贈られたものだった。また、自分のパソコンのカバンもあった。となると、スーツケース一つとコンピュータバッグを郵送しなければならないわけだ。

私は順豊の速達が好きだけれど、順豊には規定があって、スーツケースは紙の箱で包装しなければならない。紙箱を探してさまよったあげくに、清掃のおばさんが倉庫から箱を見つけてくれた。前の錦江グループのごちそうの包装だった。やはり泥縄式ではだめだね！　おばさんの親切と支援に感謝しなきゃ。出発の時に持っていた冬服といくつかの記念品、パソコンのカバンをスーツケースに入れて、ついでに武漢に来てから配られた、残っていた防護物資も包装して入れると、箱はすぐにいっぱいになった。これらの防護物資はなくしてはいけない。上海の抗疫のプレッシャーも大きいから、使える日が来るかもしれない。備えあれば憂いなしよ(3)。

昼頃、順豊速達の従業員がやってきた。ビルの中は一気に賑やかになった。荷物を運んだり、カートを探したり、包装したりする人がいた。私は箱が一つだけで、消防のお兄さんはすぐに下の階に運んでくれた。順豊の番号のラベルを貼れば大丈夫だった。

私たちが全季ホテルに泊まるようになってから、この二人の消防のお兄さんがずっとここに駐屯するようになった。私たちにサービスと支援を提供するために、東西湖区の消防支隊が特別に派遣してくれたのだ。二人のお兄さんは、年長者のほうは口数が少なく、年の若いほうは流行に敏感だったが、二人は同じように熱心で誠実で、仕事ができる。私たちが荷物を運ぶ時は親切に助けてくれた。また分配の物資の登録もしてくれ、天気の情報をも教え、安全に気をつけるようにと心配してくれた……。また私たちは暇な時、下の階で休憩するのが好きだった。お兄さんとおしゃべりして、武漢の風景がどれほど美しいか、武漢の二江百湖(4)はどれぐらい大きいのかを聞いたりした。今日の消防のお兄さんはお疲れ様だった。これほど重い荷物を全部この二人が手伝ってくれたのだ。箱のない同志のためにあちこち箱探しも手伝ってくれた。肌寒い日だったのに、二人は忙しくて汗だくになった。二人の熱心なサービスに感謝する。本当によかった。武漢にあなたたちがいてくれて！

午後は重要な仕事があった。高校三年生の娘のビデオ保護者会に参加した。娘は昨日から、再三私に念押ししてきた。ビデオ会議は必ずカメラをオフにして、マイクを切っておくこと、でないと自分が赤っ恥をかくことになるからと。おまけに、どのようにカメラとマイクをオフにするのか絵まで描いてきて、私は真剣に覚えた。

今日の午後一時三〇分から、娘は保護者会を忘れないでと私に注意してきた。ビルの下で速達にかかりきりだった私は急いで部屋に戻り、釘釘《ディンディン》(5)を開けて会議番号をコピーして入力し、ビデオ会議に入った。会議は混乱状況だった。頻繁に会議に出入りする人、カメラを消し忘れた人、マスクを入れっぱなしの人、物を食べている音、おしゃべりの声、鼻歌まで聞こえてきた……。先生はすべての音声をオフにしなければならなかった。二時間半のビデオ会議で疲労困憊した。ベッドで横になって聞いていてもいいからと娘は言ってくれたが、先生の講義は素直に聞くものと思い込んでいる私が、どうしていいかげんな姿勢でいられるでしょう。今回の新型肺炎の流行は、すべての教師たちにさらなる苦労をさせた。オンライン授業とオンラインテストのやり方を勉強する必要があるだけではなく、学生たちの授業の効率、学生の集中力、宿題とテストの案分などにも気を配らなければいけない。何もかも早く収束し、正常な教育秩序に回復しますように。

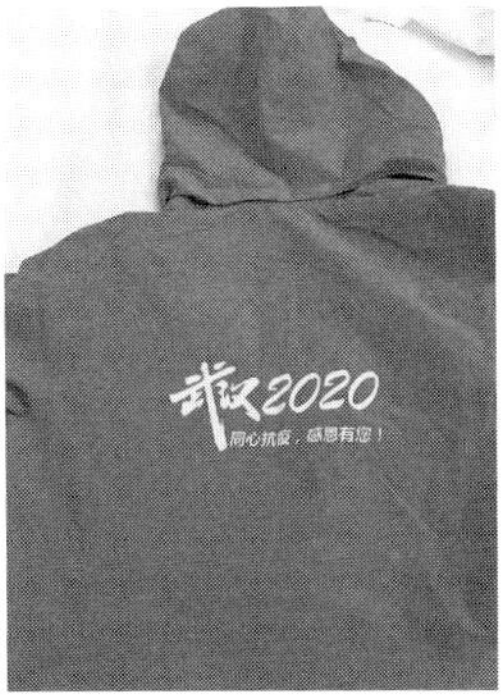

金銀潭病院からのプレゼント

夜、万豪で歌を練習していた仲間たちが金銀潭病院からのプレゼントを持ってきた。一人に突撃服一着だ。女性のものは全部ほお紅のような赤、男性のは紺色だった。服の前には「武漢市金銀潭病院、上海第一陣湖北支援医療チーム」と書いてあった。真ん中に名前があり、その後ろには「武漢2020、共にウイルスと戦ったあなたにありがとう！」と書かれていた。

金銀潭病院に感謝する。今回の疫病の中で、かれらは「嵐」の中心にいた。物資が足りない状況の中で、私たちが来る前から一カ月以上がんばってきた。私たちはかれらの精神を学び、かれらの心遣い、支援と感謝に深い恩義を感じている。

（1）「順豊速達」は宅配便の会社。
（2）「京東」はネットショッピングを主とする会社だが、宅配便の業務も展開している。
（3）原文は「吃一塹長一智」、ここは意訳。
（4）武漢には長江と漢江があり、湖も多い。
（5）「釘釘」はアリババグループが開発した企業用インスタントメッセンジャー。新型肺炎時にネット授業で広く用いられた。

三月二九日　感謝の思いで大事なプレゼントを受け取った

「新型肺炎の疫病と戦う仕事の中で、白衣という甲冑をかぶり、逆行して出征し、犠牲を恐れず、献身に甘んじ、医療従事者の医者としての仁心と崇高な精神を十分に発揮しました。あなたの特別な貢献を感謝するために、武漢市金銀潭病院の『名誉社員』の称号を授与します」

三月二九日、湖北支援の六五日目。武漢、曇り、時々雨。

今日は引き続き休みだった。朝食が終わって周医師と一緒にホテルの外を歩いていた。今回の寒の戻りは三日間続いた。寒くなると体を動かすのがいやになり、ひたすら部屋の中にこもりたかったが、年齢と共に徐々に減っていく新陳代謝のことを考えると、無理をしても外に出て行くのがいい。雨で洗われた木の緑はより一層濃くなっていた。もう春なのに、私はまだ冬服だった。

今日は周医師と相談した。必ず鄭リーダーが要求した総括のレポートを完成し、その発想は鄭リーダーが示した大綱に厳格に沿わなければならなかった。「明日復明日《また》、明日何《なん》ぞ其れ多し(1)」というものだ。もう一週間も引き伸ばしてきてしまった。グループの仲間たちは、参考にしようと「虎視眈々」と私が書き終わるのを待っていたので、プレッシャーが大きかった。先日から構想を練り始め、周医師の草稿を参考に、二人は大綱を作ってそれに沿って書くことにした。昨夜は、総括の大綱を一緒に書こうと約束した。

物事は始めが難しい。一歩を踏み出せれば、あとはずいぶん楽に運ぶ。散歩した後、部屋にこもって、キーボードを打ち始めた。周医師はパソコンを持っていないため、スマホで文字を打っていた。私たち二人はそれぞれ自分の分を書いてから、お互いに参考にすることにした。午前中ずっと打っても、やっと二〇〇〇字だった。

昼ご飯を食べてから下の階でぶらぶらしていると、また、ボランティアのTony先生に会った。今日のTony先生は若く見えた。私はまた「身の上話」を始めた。龍擡頭の日は万豪ホテルにいたのかと聞くと、違うと言う。その日彼は、私たち上海第三陣医療チームのところで髪を切っていたそうだ。一日に最大何回ぐらい理髪していたのかと聞いたら、最大は七〇回だと言った。え？　そりゃ疲れるわ。仕事が終わった頃には、手を上げることすら大変だったでしょう。続いて「普段のお仕事は何？」と聞くと、もともと救急車を運転していたそうだ。なぜ救急車の運転手がTony先生を兼ねているのだろうか？　普段は一日仕事をすると二日間の休みとなる、病院の正社員ではなく派遣社員だったそうだ。それで収入も高くなく、理髪師は彼の休みの時のアルバイトなのだ。生活するのは楽ではない。疫病の時、提供してくれたサービスに感謝する。

二人の消防士のお兄さんは引き続き私たちの医療チームの速達のために忙しくしていた。上海に送る必要のある箱はたくさんある。昨日片付けたのはその一部だけだった。今日の速達は段取りを改め、まとめた荷物を下の階に置いて、順豊か京東の速達番号を事前にもらって荷物に貼り、スマホでスキヤンして速達情報を記入すればいいことになった。後は速達会社が受け取りに来るだけ。二人のお兄さんがいてくれたので、私たちは下の階で待つ必要がなかった。
　出勤して訓練する普段と、ここで私たちをガードするのと、どちらが疲れる？と私はお兄さんに聞いた。「ホテルです。たくさんの不確定要素があって、真夜中に起こることもあるし、突発的なこともあります」とお兄さんは恥ずかしそうに言った。かれらの消防支隊に改めて感謝する。また、この二日間は私たちのために速達を送る順豊や京東の配達員もサービスしてくれてお疲れ様だった。
　午後、レポートを書き終わった時に、グループチャットにメッセージがあった。下の階で証明書をもらう必要があるそうだ。これは私が金銀潭病院で受け取ったもう一つのプレゼント――栄誉証明書だった。証明書には、「新型肺炎の疫病と戦う仕事の中で、白衣という甲冑をかぶり、逆行して出征し、犠牲を恐れず、献身に甘んじ、医療従事者の医者としての仁心と崇高な精神を十分に発揮しました。あなたの特別な貢献を感謝するために、武漢市金銀潭病院の『名誉社員』の称号を授与します」と書いてあった。落款は「中国共産党武漢市金銀潭病院委員会」だった。感謝の心でこのずっしり重い贈り物を受け取って、自分が本当の武漢人になったと感じた。

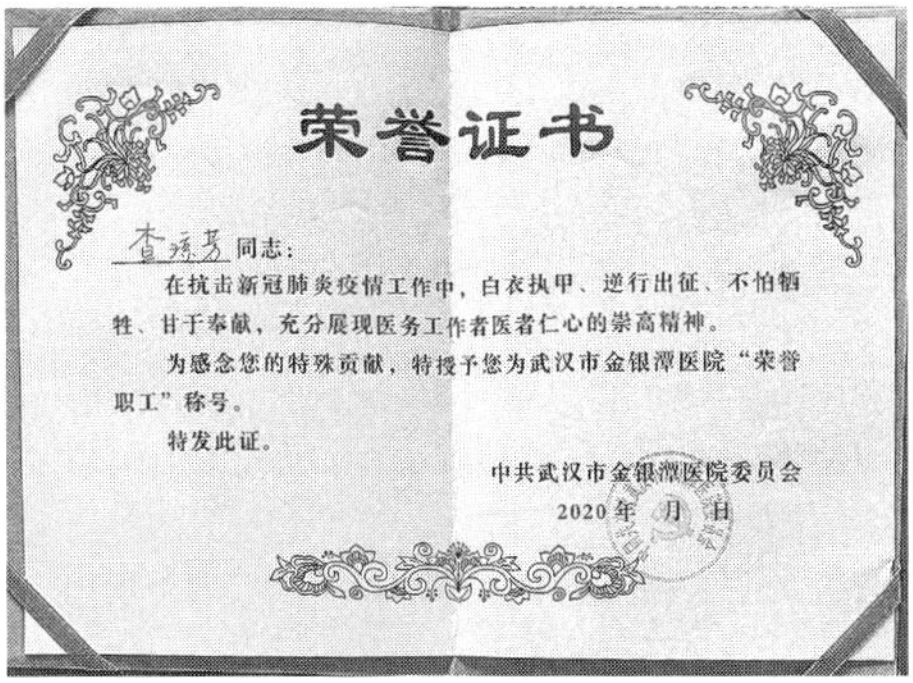
荣誉证书

查琼芳同志：

在抗击新冠肺炎疫情工作中，白衣执甲、逆行出征、不怕牺牲、甘于奉献，充分展现医务工作者医者仁心的崇高精神。

为感念您的特殊贡献，特授予您为武汉市金银潭医院“荣誉职工”称号。

特发此证。

中共武汉市金银潭医院委员会

2020年　月　日

ずっしり重い贈り物

　証明書を受け取る場所では、私たちの医療チームの院内感染防止組長である馮建軍先生が一人でぽつんと立って、みんなが証明書を受け取りに来るのを待っていた。馮先生の身長は一九〇センチぐらいで、一頭地

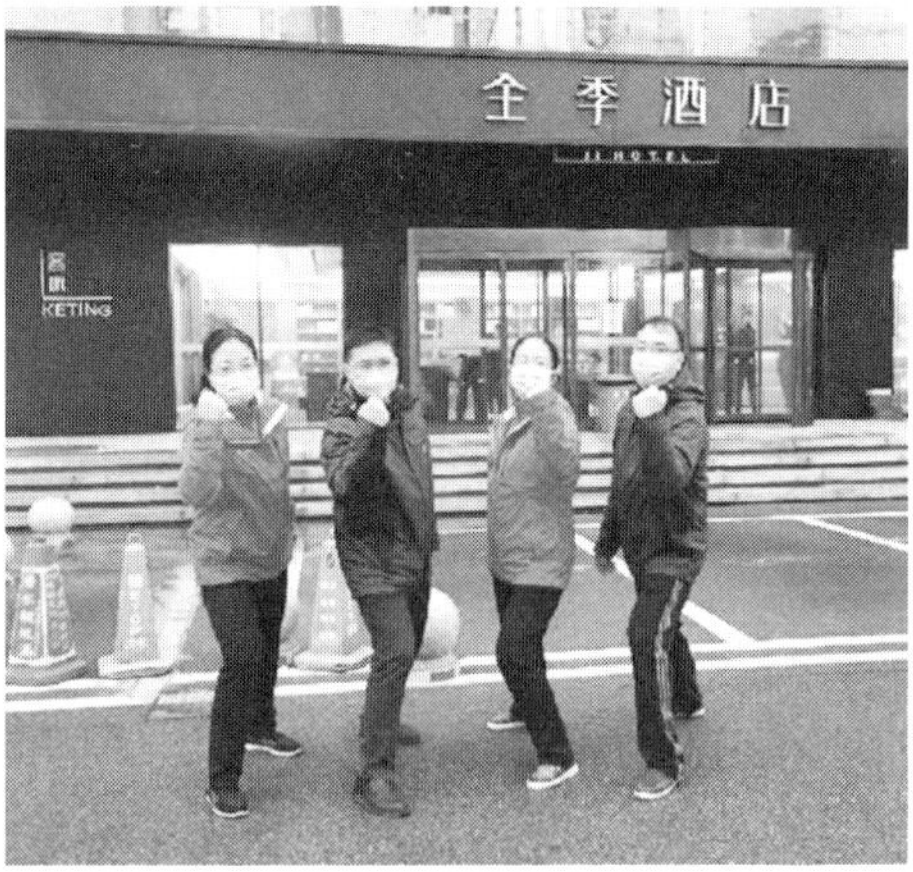

私たちは元気に溢れていた

を抜くイメージだった。彼と一緒に写真を撮る時、彼が腰をかがめて、さらに私が背伸びする必要がある。長身に似合わず、仕事をする時は沈着冷静で、しかもささいなこともおろそかにしなかった。私たちに一字一句かんで含めるように感染防止の要求を言うこともあれば、苦労をいとわずホテルの状況を視察していたこともあった。全季ホテルに引っ越す前には、全季ホテルのエアコンシステムを調べ、翌日はまた、各部屋のエアコンを消毒していた。引っ越してからは、物資を配る仕事が彼に任されたが、馮先生は仕事に厳しく、物資を配る前に、まずすべての物資を点検してから配るようにしていた。まじめなだけではなく、思いやりのある人でもあった。バスの中で上着を脱いで、風邪をひかないようにと看護師の女の子に渡していた光景は永遠に忘れられない。

夕食が終わってからチームメイトと散歩した。レポートを書き終えて、医療任務も終わった。みんな気分がいいようだ。闘志溢れる写真を撮った。どう？　私たち元気ハツラツでしょ！

（1）原文は「明日復明日、明日何其多」。明代の銭福の『明日歌』が出典。明日の次には復た明日があり、明日という日はなんと多いことだろう。明日を待って生きていたら、万事がむだになってしまう。

三月三〇日　終生忘れ難いこの体験を、深く心に刻んで

私は、かつて流した汗と経験した苦痛と、疲れのために涙を流し、金銀潭病院で奮闘した六三日間の日夜に感動した。

三月三〇日、湖北支援の六六日目。武漢、曇り。

今日はとても忙しかった。午前中は荷物を片付け、携帯の中の写真を整理したりした。そして、昼は車隊がみんなに錦の旗を贈っており、午後はまた送別式に追われ、いろいろな人と写真を撮った。とても忙しかったけれど、心は楽しく、何の疲れも感じなかった！　明日、帰郷して上海の懐に抱かれる。もうすぐ私たちがなじみ暮らした場所に戻れるのだから、心も弾み、歌っていた！

最初は、持って帰りたい荷物は多くなかったが、箱に入れるとなると、どれもが愛おしくなってきた。みんなからの愛の品は記念の品だからどれも箱に詰めなくちゃ。元々持っていたものを捨てるしかなかった。スーツケースよ、遠路はるばるがんばって運んでちょうだいね。

今日の昼に、私たちが乗っているシャトルバスのリーダーが錦の旗を贈りに来た。その前に、私たちのバス路線はH93であることだけを知っていた。出退勤の時は、入口で見つけさえすれば、かれらはいつまでもそこで私たちを待っていてくれた。今日は錦の旗から、武漢バスグループの恵民支社の

疫病突撃隊であることがわかった。これまで本当にお疲れ様だ！

彼らはそれぞれ、全季ホテルと武漢公民ホテル発展有限公司と私たち医療チームに錦の旗を贈った。どういう意味だろうか？　なるほど。私たちは全季ホテルに泊まっていたが、食事は武漢公民ホテル発展有限公司から提供されていたのだ。私たちによりよい食事と居心地のいい宿泊環境を提供するために、東西湖区の指導者は様々な方法を考え、最高のサービスをしてくれた。武漢の人々がこれまでしてくれたすべてのことに感謝する。行き届いた配慮で、生活の心配をなくしてくれた！

チームから新しく配られたユニフォームを着て、午後二時に車に乗って、万豪ホテルに向かった。車の中は赤と青で溢れていた。私たちのユニフォームは男女とも赤だが、服はあまり厚くなく、寒いので、チームのアドバイスにより、私たちは中にユニフォームを着て、外に一昨日金銀潭病院からもらった突撃服をかぶるようにした。

万豪ホテルの会場に到着して、突撃服を脱ぐと、一面明るい赤となった！　第一陣湖北支援医療チームと第二陣上海増援の看護師が一緒に集まって、武漢市人民政府、武漢臨空港経済技術開発区と私たち医療チームが共に、この「上海湖北支援医療チーム送別式」を企画した。始まる前に、急いで戦友のみんなと記念写真を撮った。周教授、陳教授、鄭リーダーなどとの写真を撮ろうと行列ができた。しかたない。かれらはとても人気があるから。そこで大胆にも三女傑は一緒に出陣して、二人は前に向かって突進し、一人は後ろで写真を撮ってくれる人を探した。このような集団になることで、やっと何人かの「大先輩」と一緒に写真を撮ることができた。

午後二時、送別式は時間通りに始まった。今日の司会者は東西湖区の李区長で、鄭リーダーの誕生日と三八婦人デーの日には、同じく彼女が私たちへの祝福と東西湖区の感謝を表した。武漢市の劉副市長らが今日の式典に出席し、金銀潭病院の張定宇院長も列席した。

式典の第一部は「上海と湖北は一つの家族、手を携えて疫病に立ち向かう」という内容であった。武漢から来た何人かのミュージシャンがそれぞれオリジナルの『あなたがいるから』『疫戦』『君と私ならできる』などの歌を歌った。心を奮い立たせる歌声と後ろのスクリーンのビデオは人を感動させた。

私たち医療チームの演目は女声合唱『愛し合う家族』だった。数日前にグループ内で呼びかけがあ

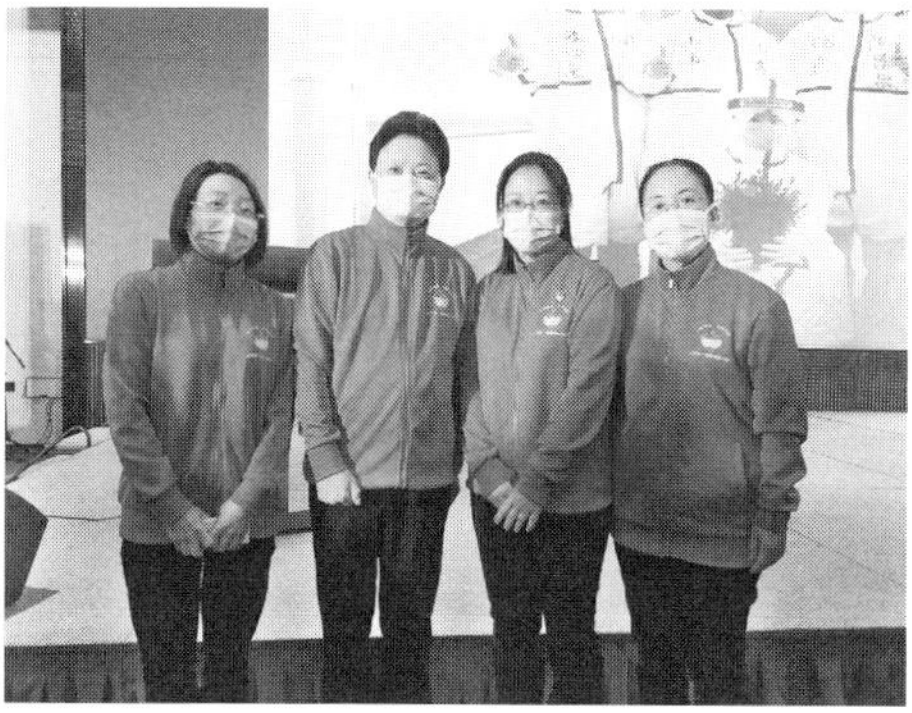

三女傑と鄭軍華リーダーとの集合写真

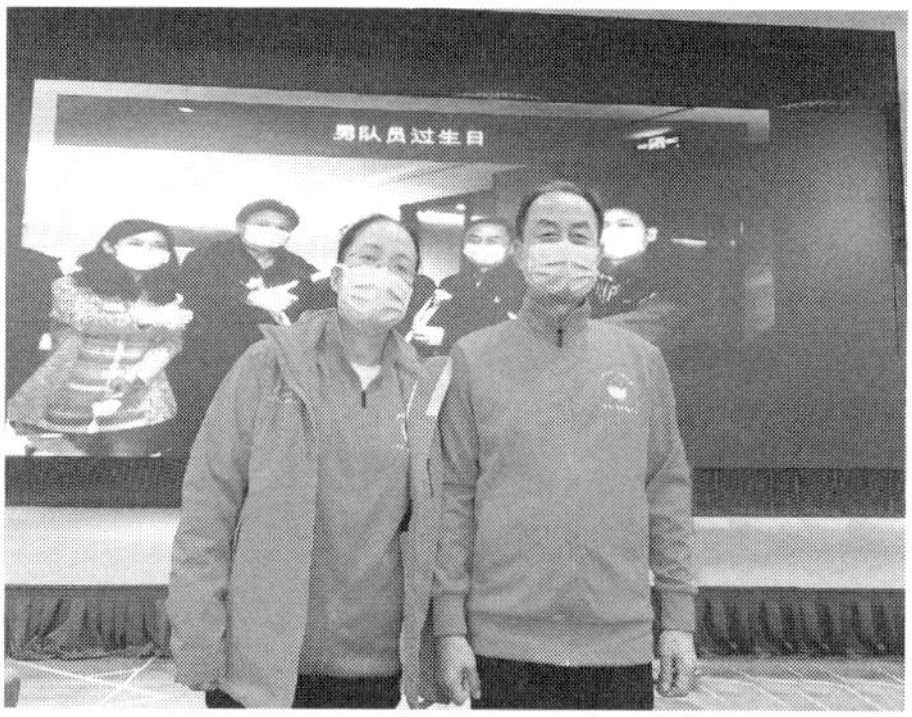

私と周新教授

ったが、ほんの数秒で参加者が集まってしまった。チームが休みだった二日間、彼女たちは合唱隊を組んで毎日午後練習していた。今回は熊教授が「クマ・コーチ」に変身し、自ら指導していた。今日はやっと彼女たちの合唱の姿を見て歌声を聞くことができた。その歌は私たちの心の声を代表していた。

第二部は鄭リーダーのわがチームの仕事の報告だった。講演の前に彼は奉賢区の指導者が奉賢隊のために作った歌『君の帰宅を待って』を流した。鄭リーダーはSMG（上海東方メディアグループ）の『人の世』というドラマの制作チームにこの歌の音楽ビデオをつけてもらった。前に他の人の音楽ビデオを見ても感動していたが、今回は、レンズの中でよく知っているみんなが金銀潭病院で奮闘する様子を記録した音楽ビデオを見て、私はかつて流した汗と経験した苦痛と疲れのために再び涙し、私たちが金銀潭病院で奮闘した六三日間の日夜に感動した。

音楽ビデオの放送後、鄭リーダーは、私たち一三五人の医療関係者による「生死金銀潭」「奮戦金銀潭」「勝利金銀潭」の全過程を簡単に紹介した。彼が紹介した医療チームの構成と仕事の概況によると、収容治療患者総数は一七〇人で、そのうち重篤患者は一二三例、回復して退院したのは一三六例だった。総治癒率は八〇％で、重篤症の治癒率は七二例三五％だった。鄭リーダーは、終生忘れ難いこの体験を深く心に刻むと言った。最後に鄭リーダーは、簡潔に「五つのモデル、四つの第一、三つの初心、二つの一つ（一人の党員は一つの旗、一つの支部は一つの砦）、一つの目標」というフレーズを使って、私たちの仕事を総括した。

第三部は各指導者の話で、集中力が途切れてきた。

会議が終わって、集合写真を撮らなくてはならなかった。まず万豪ホテルの入口で一枚、そして金銀潭病院の前でも一枚撮った。写真を撮る時は感慨無量だった。今日初めて「正装」での集合写真となった。理由は二つある。一つは出勤が忙しくて、またホテルが異なり、人がいつまでも揃わなかったこと。もう一つはユニフォームがなかったから。今日、ユニフォームを着た私たちがやっと元気いっぱいの家族写真に収まったのだ。

明日はいよいよ故郷。今夜は眠れそうにない。

三月三一日　武漢に「命を懸けた」私たち

「共に長江の水を飲む同士、上海と湖北は心がつながっています。私たち上海医療チームにとって武漢は第二の故郷ですから、家族を見舞いに時々帰ります」

三月三一日、湖北支援の六七日目。武漢、午前、曇り。上海、午後、雨。

帰郷の日。上海の懐に帰る。昼はまだ武漢にいたが、午後は上海に着いた。八〇〇キロの距離は、上海と武漢の両地の人民の感情を載せている。とても濃厚で、真摯な感情を。

夜明けの一時、ウィーチャットモーメンツでメッセージを送ったり、「いいね」をつけたりするチームメイトがいた。多くの人が私と同じように眠れないのだろう。朝六時半に起きて、洗顔した後、最後のわずかなものを全部箱に収め、そして部屋を整理した。素直な隊員として、私はリーダーの要求に忠実に従い、部屋をきれいに掃除した。ホテルの従業員の基準に達しなくても、心の中では十分満足していた。

チームの中では、八時半に荷物を運ぶための車が来て、先に私たちの荷物を運んでいくと通知がきた。今日は武漢天河空港に帰る人があまりにも多いため、荷物が見つからない恐れがある。昨日の夜、チームは、緊急に連絡して統一のラベルを作ってもらうようにした。ラベルは今朝もらえる。各自の宿泊先、所属の医療チーム、名前、託送荷物の番号などが書いてあった。ラベルを貼っておけば、間違えることはない。

朝ごはんを食べて、下の階に行ってぶらぶらしていたら、ラベルはすでに届いていた。周教授のスーツケースも下の階にあり、既にラベルが貼ってあった。どうやら、周教授の帰心の方が私たちよりも強いみたいだ。急いで部屋に戻り、箱にラベルを貼って下の階に送った。消防のお兄さんが見張ってくれているので、安心だ。

八時半前に、再び一階に戻ると、既にたくさんの箱があった。消防のお兄さんは私たちの箱にピンク色のリボンをつけてくれた。目立たせようとしてくれたお兄さんの思いやりに感謝する。この時、ホテルの外には警察が大勢来て、入口に並んでいた。私たちは一〇時過ぎに出発することになったのだが、警察はずいぶん早く来たようだ。お疲れ様。写真を撮ってもいいですか？と急いで聞いたら、おそらく隊長なのだろう、「どうぞ」と言った。とはいえ、さすがに彼らの隊形を崩すわけにはいかないわ。そそくさとそばで一枚の集合写真を撮った。ありがとう、最も可愛い人たち。

私たちが出発する時、武漢の市民たちは道のそばで列を作って見送ってくれ、『歌唱祖国』という歌を合唱していた。「上海に感謝します。人民に感謝します」という一言が繰り返され、私たちも奮い立ち、列を作って「武漢の人民に感謝します」と呼びかけた。ホテルの従業員と別れを惜しみ、歓送の声と警察たちの敬礼の中で、私たちは万豪ホテルに向かい始めた。

二つのホテルに泊まっていた私たち第一陣湖北支援医療チームは、万豪ホテルに集まって一緒に空港に出発することになった。万豪に着いたら、万豪滞在のメンバーは既に私たちを待っていた。ここから、道を先導してくれるパトカーが空港まで送ってくれた。

武漢の現地の人民は私たちのためにトップレベルの見送りをしてくれた。私たちは光栄と誇りを深く感じていた。

空港に着いた。金銀潭病院の張定宇院長も見送りに来た。彼は言った。「とても大変でしたね。一緒に六十数日間も戦っていたあなたたちは、私たちの身内です。上海も私たちの家族です」。武漢の指導者も、「あなたたちがこの思い出のある場所に帰ってくることを歓迎します。武漢は両手を広げてあなたたちを歓迎します。武漢はあなたたちに感謝します。一千万余りの武漢人民はあなたたちに感謝し、あなたたち、白衣の戦士のことは決して忘れません」と言った。鄭リーダーは、「私たちは任務を終えて、使命を果たしました。今日、家に帰ります。共に長江の水を飲む同士、上海と湖北は心がつながっています。私たち上海医療チームにとって武漢は第二の故郷ですから、家族を見舞いに時々帰ります。武漢人民、武漢政府の私たち医療チームへの助けに感謝します」と言った。そう、これから武漢は私たちの第二の故郷。武漢はかつて「命を預けた」ところ。私たちは金銀潭病院と生死を共にして、一緒に難関を乗り越えてきた。

搭乗券を持って、セキュリティチェックに入った。今日はいつもとは違う待遇を受けた。マスクを外さなくてもよかった。身分証を渡すだけでいい。セキュリティチェックのスタッフに「確認できますか?」と聞くと、「はい。目で確認ができます」と答えた。すごい。なかなかの眼力だった。セキュリティチェックを通過する時、リュックの中の水を捨てようとしたが、セキュリティチェックのイケメンお兄さんは「捨てなくてもいいです」と言ってくれた。今日はなんて破格の扱いなの? とても感動した。搭乗口に来て、今日は湖北空港の客室乗務員が彼女たちの演目『夜来香』を披露してくれた。歌声とダンスの姿がとても美しかったが、私がもっと注目したのは客室乗務員たちのしなやかな体つきだった！　うらやましい！

飛行機に乗る前に、まだ雷神山病院で抗疫中の李佳医師が私のために作ってくれた『あなたを待って』という最新曲を聞いた。この歌は一月三〇日に、私がいる医療チームが早く凱旋することを期待しながら書いたそうだ。私たちが三月三一日に帰ることになったという知らせを聞いてから、彼女は夜勤の疲れをものともせずに、友達と四八時間で、願いを込めたこの新しい歌を急いで作ってくれた。二日間で彼女は三時間しか寝られなかった。この『あなたを待って』を静かに聞いていると、なぜか涙が抑えられない。「誰が望まないだろうか、無事な歳月を。誰が望まないだろうか、青い空の下を走ることを。あなたは戦場へ赴く。それは自由に息をし、人々の往来のために……」と。

飛行機の中で、また東方航空の機長の力強い声を聞いた。「二カ月前に、私たちの便はあなたたちを武漢の抗疫前線に送りました。命を救うためでした。一カ月余りの後、武漢の疫病は有効にコントロールされ、あなたたちは無数の命を救いました……あなたたちの努力により、私たちに曙光と希望が開けました。あなたたちの努力により、無数の人々があなたたちに感化されてウイルスと闘う戦列に参加しました。全人類の努力のもとで、この疫病は必ず克服することができると信じています。あらためまして、あなたたちに崇高なる敬意を表します」

虹橋空港に飛行機がしっかりと停止した時、多くの人が待ち遠しくて、すぐに立ち上がった。わが家に帰った心地よい感じ。上海は雨が降っていて少し寒かった。私は雨衣を着ていちばん後ろに立っ

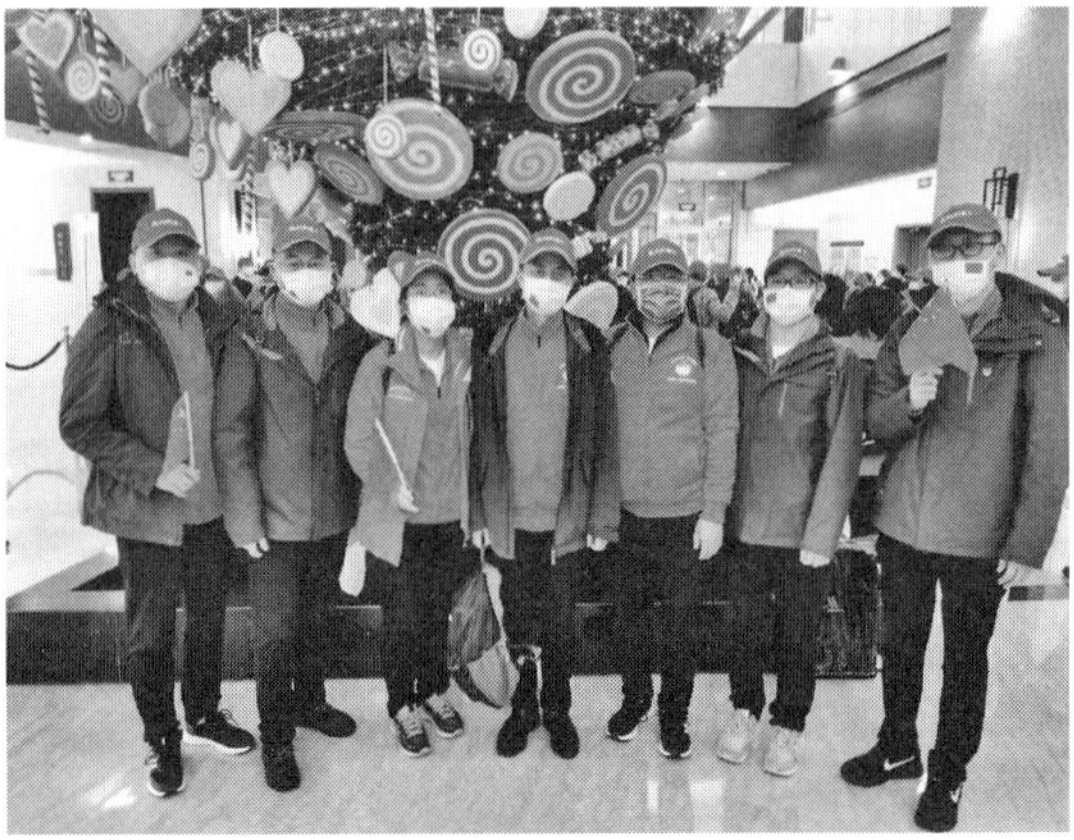

ホテルのロビーで

ていた。指導者の声が聞こえるが、姿は見えなかった。耳ではその声を聞き、目ではあちこちを見ていた。多くの人が私たちを歓迎しているようだった。指導者の言葉で覚えているのは、ただ一言。「あなたたちが帰ってきたのを見て、天も感動して泣いています」。となると、武漢が曇りだったのは、私たちが行ってしまうから、心中穏やかでなかったからかしらね。

車隊は出発した。道端の警官は手を挙げて敬礼し、私たちを見送った。ホテル側もまた行列を作って歓迎してくれていた。そうだ。私たちは家に帰ってきたんだ。すべての人たち、見送ってくれた人、迎えてくれた人たちに感謝する。

チームメイトと急いでホテルのロビーで記念写真を撮った。私たちのグループもようやく一枚の小さい「家族写真」ができた。唯一の防護服を着ていない集合写真だった。部屋に入ると、外には出られない。正真正銘の一四日間の隔離期間に入る。

気持を落ち着かせ、考えを整理して、この日記を書いた。私たち上海第一陣湖北支援医療チームの武漢抗疫の話は全部終わり。この二カ月余りの抗疫の過程で、私を感動させた人、事柄がたくさんあった。たくさんの恩人に恵まれた。

武漢支援日記の最後に、私の後ろに隠れている無名の英雄にも感謝したい。毎日仕事が終わってから、どれほど忙しくて疲れていても、私の口述や記録の本音を全部彼女にぶつけていた。うれしいニュースを分かち合った時もあれば、私の焦りを慰めてくれる時もあった。迷ったら私のためにアドバイスもしてくれていた。みんなが今見ている日記はすべて、彼女のチェックを経たものだ。彼女がいてくれたおかげで、いい話であろうと悪い話であろうと、日記の中で、思うがままに心の内を打ち明けてこられた。袁蕙芸《えんけいうん》先生、ありがとうございました！

解説　ウイルス感染「戦火」の中からのデジタル報告

羽根次郎

本書は二〇二〇年四月二〇日に上海交通大学出版社より出版された。中国語での書名は『査医生援鄂日記』、日本語に直訳すれば「査医師の湖北省支援日記」とでもなるだろうか。湖北省の省都こそ、コロナウイルスの感染と格闘した人口一千万都市の武漢である。そして、著者の査《さ》瓊芳《けいほう》（Zhā Qióngfāng）氏は、上海を代表する名門大学の一つとして名高い上海交通大学の医学部附属病院である仁済医院の呼吸器科に医師として勤めている。

著者は、第一陣武漢緊急医療支援隊〔馳援武漢医療隊〕に加わり二〇二〇年一月二四日に上海を出発（その経緯については本解説二五四頁に後述）、武漢で都市封鎖（ロックダウン）が宣言されてからわずか二日後の翌二五日に武漢に入り、三月三一日に現地を離れるまでの六七日間ものあいだ、現地の感染症専門病院（金銀潭医院）に勤務し、重症患者のフロアを担当した。本書は、著者の生々しい現場体験を、日々感じたことや人間模様なども織り交ぜながら、日記の形式で綴ったものである。最前線の医療現場の体験記としては初のものであったため、中国国内では出版当初より大きな反響を呼び、すでに英語訳が出版されたのをはじめ、ベトナム語やタイ語など合計九言語の翻訳について版権を認める契約がなされている（八月一八日現在）。

さて、前段で「日記の形式で」といささか回りくどく述べているのは、事のはじまりが一般に考えられるような意味での「日記」によるものではなかったからである。著者は当初より、自分を心配してくれる家族や同僚を安心させるために、現地で書き記したものや録音したものを中国共産党仁済医院委員会の広報部（原文：宣伝処）に送り、それらの整理原稿が仁済医院の「ＷｅＣｈａｔ《ウィーチャット》」公式アカウントにて公開されていた。本書は、それらを日記の形式で書籍化したものである。そのため、あくまで現場の医療従事者の眼差しにおいて淡々と描かれており、全体としての筆致も感情的になったり煽動的になることもない。だからこそ、死者が出たときの記述には逆に、悲しみや悔しさが垣間見え、読む者の心を揺さぶるのである。

ＷｅＣｈａｔの役割

著者が日々の所感を録音してきたということについては、少し説明が日本では必要であろう。これは、本書でも頻繁に言及されている「ＷｅＣｈａｔ《ウィーチャット》」（中国語名：微信 Wēi xìn）における録音を指す。ＷｅＣｈａｔとは、スマートフォンあるいはパソコンを用いてメッセージをやりとりするチャットアプリである。ＬＩＮＥ《ライン》によく似たＷｅＣｈａｔには、タイムラインならぬ「モーメンツ」（中国語名：朋友圈 péng you quān）があったり、ＬＩＮＥ Ｐａｙならぬ「ＷｅＣｈａｔＰａｙ」（中国語名：微信支付 Wēixìn zhīfù）がある。ＬＩＮＥ利用者が、ＷｅＣｈａｔを使いこなせないことはまずないだろう。

性能においては両者はほとんど変わらない。ただ、ＷｅＣｈａｔでのメッセージ交換は慣習的に文字よりも、録音データを飛ばし合うのが一般的である。日本でも、中国語話者がスマートフォンに向かって録音したものを相手に飛ばしては、録音された返事を待ち、それを聞いてはまた録音して飛ばしている光景を目にすることが時々ある。本書の著者がいう「録音」もまた、あらたまって録音したイメージではなく、武漢での慌ただしい時間の合間にＷｅＣｈａｔを用いてなされたものと考えられる。

本書を一読してただちに気に留めるのは、このＷｅＣｈａｔの役割についてである。もはや、くだけた話題にとどまらず、ありとあらゆる話題がＷｅＣｈａｔを通じて行われていることに驚いた日本の読者もいることだろう。同僚、家族、友人はもとより、患者や外部のボランティアとのやりとりにまで使われているのである。日本ではＬＩＮＥの連絡先交換が昔でいう「電話番号を教え合う」というニュアンスで解釈されることが多く、とりわけ異性や初対面の相手と交換するのには、遠慮や慎重さが必要となる場合が少なくない。しかし、中国では今や、老若男女あるいは公私、性別を問わず、初対面の相手とはとりあえずＷｅＣｈａｔの連絡先交換を行うのが一般的である。交換すること自体に特別な意味はまずない。学校では新学期初日に教員がクラスメート全員とグループを作るのも慣習化している。中国人のＷｅＣｈａｔを覗かせてもらうと「お友達」の数に腰を抜かしそうになる。外国人が相手の場合などを除いて、Ｅメールでやり取りするのはとうに少数派となっている。

ＷｅＣｈａｔのほかにも回診ロボットが本書には登場する。医療現場でのコミュニケーションにおけるオンライン機器の駆使には、「患者と医師との接触を減らし、防護服の必要のない損耗を避ける」(五二頁)という現実上の要請が背景にあったことは指摘しておくべきだろう。感染拡大によって直面した問題が、病床と医療関連物資の深刻な不足であったのは、全世界に共通した現象である。武漢もその例に漏れず、なにより火急の問題となっていたのは医療従事者が足りないことであった。

最もめでたい日に下された深刻な決定

そもそも、この第一陣武漢緊急医療支援隊が武漢に入った一月二五日は、ちょうど旧暦の一月一日、つまり春節にあたった。中国人にとって春節は一年で最も重要な日であり、家を離れた家族が一同に集まり、新年の到来を盛大に祝う大変めでたい日である。この春節の日に開かれた中国共産党中央政治局常務委員会で決まったのが、「感染対応業務に関する指導小組」(中国語名：応対疫情工作領導小組)を党中央に設置することであった。これは、コロナ対応を指揮する管轄が地方から中央へと格上げされることを意味した。医療従事者、病床、医療関連物資の不足の解決に中央が責任を負うことが明確化したことで、国家衛生健康委員会を通じて全国各地に緊急医療支援隊が結成され、武漢に急行することとなったわけだが、その隊列の中に著者もいたことになる。

くりかえしになるが、よりによって春節のめでたい日に、かように深刻な決定が下され、全国規模での動員がかかる、ということ自体が、中国で生活していれば外国人でも自ずと体感できることだが、極めて異例である。それゆえ、こうした号令それ自体が、「大変なことが起こっている」という緊張感を一般民衆に実感させることになったのはいうまでもない。中央が指揮することで、全国各地方にもコロナ対応をめぐる武漢への協力が中央より求められることになり、事態は次第に好転していくこととなった。

ここで単純化せずに複雑に考えるべきは、武漢現地(＝地方)の当初の対応についてである。すでに一月の時点で新規感染者急増の状況にあった武漢では、どうやら二〇〇三年のSARSとも違うらしい前代未聞の感染症への恐怖によって、武漢市を管轄する湖北省当局への不満が高まっていた。政権担当者への不満が、Twitter《ツイッター》やFacebook《フェイスブック》に代表されるようなSNSが拡声器代わりに機能するのは中国でも同様であり、一部には微博《ウェイボー》(Wēi bó：中国版Twitter)やWeChatのモーメンツなどを通じて、現地当局への不満的言論が流布する事態にもなっていた。

感染爆発的状況を前に、現地の各病院では入院受け入れに限界が見え、一月二〇日に習近平・李克強がコロナ問題解決に向けた強い意志を表示してから、二三日には一千万都市としては前代未聞である武漢の厳格な都市封鎖が行われ、そして二五日にはコロナ問題の指揮をめぐる中央の責任が明確化されていく。

政治に対する人民の厳しい視線

中国社会の基層に寄り添う限り、中国人民の政治に対する視線はとても厳しい。世界政治のパワーゲームや、権力闘争史観、あるいは高尚な政治思想や政治理論の高みからしか中国を見ることができない人にはそれが分からない。革命未体験の日本では、カッパ寄付運動のような「やってる感」の演出で民心は掌握されたわけだが、中国人民はそんなに甘くない。そうした厳しさも、そして中国にとっての民主も、ひとしく出現したのが今回の武漢での一件であった。事態の好転とともに民心が落ち着いていく様子は、まさに本書のなかに滲み出ている。

「逆行者」の実存

では、そうした事態の好転が基層においていかに可能となったのであろうか。本書の著者は、全国規模の動員が奏功していく過程をつぶさに目撃した。民心穏やかならぬ武漢の感染爆発状況を前に、著者は自らを、あえてコロナウイルスの「戦火」の中に入る「逆行者」として定位する。本書を通じて理解されるのは、一般的に考えれば「明らかに誰だって引き受けたくない仕事」が中国共産党員の医師を中心に担われている、ということである。それを以て「中国共産党のプロパガンダ」と言うのは、「逆行者」として武漢に飛び込んだ三万八四七八名もの医療従事者の実存をあまりに軽く見ているのではないだろうか。日本における中国共産党のイメージは、党中央首脳部のコワモテのイメージしかなく、中国社会の基層における中国共産党員のありようが全く理解されていない。本書が日本語訳される妙味として、そうしたありようが感じられるようになっているのも見逃せない。

説明を続けよう。中国共産党は国内の一定規模の法人や団体のなかには、たいてい党委員会(支部)を有している。北京大学であれば中国共産党北京大学委員会があり、今をときめくグローバルIT企業アリババにだって中国共産党アリババ委員会がある。党員になれるのは単に成績優秀というだけではなく、党の思想を理解していること、そして人格的に優れていることが求められる。入党に際しては「党校」と呼ばれる党の学校に本業の傍ら通い、さらにはボランティアをはじめとする奉仕活動にも従事する。入党後は、党員は党費を払い続けるうえ、有事の際には人的動員や金銭の寄付などもあり、一定の時間的・経済的負担を覚悟せねばならない。

しかしながら、党の高い権威がもたらす入党の栄誉や、集団におけるリーダーシップ及びそれと裏表の関係にある奉仕精神への憧れ、そして党の思想への共鳴などによって入党希望者は後を絶たない。今回のコロナウイルス問題でも、党員が中心となって湖北省への「逆行者」が組織された。西側社会から見れば驚くほどに即座の組織が可能であったのは、医療関係の法人・団体にも党の委員会や支部が存在することによる。国家とは異なり、党とは官僚機構ではなく、生の思想を背負った政治化された運動体である。ただし、執政党となった革命政党が、その生々しい運動性を持続するのは容易なことではなく、毛沢東時代にはあまたの政治闘争を招き、改革開放以降は地位を利用した腐敗も見られた。方向性は逆としても、いずれもが、運動体が運動体であることの困難さを物語っている。

著者は滞在約二カ月の間に、入党式を四回も現地で経験している。これはまさに、行き詰まった武漢の状況の打開それ自体が一種の運動であったことを意味している。運動の方向は思想的な問題と関わる。そのため著者も、中国共産党の思想や方針の堅持の必要を書き記しているし、滞在中の入党も相次いだわけだ。翻って、「言論の自由」の国を自称する日本ではどうだろう。言論の「音量」が中身の軽重を問わずＴｗｉｔｔｅｒなどで瞬間湯沸かし器並みの速さで極大化されてしまうため、本来的に運動的性質を持つはずのコロナ対応において方向が定まることはない。同じ方向を向かない運動は運動にならない。イライラした気持は、やがて心ない分断の放言になるしかないのは、立場の左右に関係ない。

コロナ問題が問いかけるもの

武漢人は今や、武漢こそ世界で最も安全な都市であると胸を張っていると聞く。首都北京でも、都心部における新規感染者は二カ月以上ゼロが続いている。中国には、中国の現実に適した解決法があった。たえず官僚主義化にさらされる執政党の運動性が、今回は基層において大いに機能したことは本書からも確認できる。日本では武漢のようなハードな都市封鎖はなかなかありえない。だが、日本にも、日本の現実に適した解決法があるだろう。

今や西側世界の言語空間には、一つの黙契が存在する。それは、コロナ問題における中国の成功には言及はおろか、承認もしない、という黙契である。日本の戦後処理における黙契は従来、「中国に敗戦したことを認めない」ことであった。今回のコロナでそれにもう一つ付け加えられたことになる。敗戦の不承認がどれだけ日本の戦後史に負荷をかけつづけてきたのかを考えるとき、コロナ対応での中国の成功を直視しないことは、以後の日本の歴史にどれだけの負荷をかけることになるのだろうか。「言論の自由」に名を借りた国内と世界の分断の連鎖を断ち切り、いかに人間集団が本来的に保持する運動性や政治性を確保し、主体的な自由を取り戻すのか、コロナ問題は中国の経験を携えてそう日本に問いかけているような気がしてならない。

查瓊芳(Zha Qiongfang　さ・けいほう)
上海仁済医院呼吸科主任医師．同病院に22年勤務しSARS，鳥インフルエンザなどの臨床治療に携わった経験がある．1月25日，上海から最初に湖北省支援のために派遣された医療チームのスタッフ．重症患者の最も多い武漢金銀潭病院への配属だった．

〔訳者〕
宋春暁(Song Chunxiao　そう・しゅんぎょう)　北京大学外国語学院日本語学科MTI通訳コースの大学院生．現在，慶應義塾大学文学研究科研究生．日本古典文学専攻．

〔解説〕
羽根次郎(はね・じろう)　明治大学政治経済学部准教授．ユーラシア東西交渉史，中国史，現代中国論．一橋大学社会学部卒業，同大学大学院言語社会研究科博士課程修了．天津外国語大学外国人教員，中国社会科学院近代史研究所ポストドクター研究員，愛知大学現代中国学部助教を経て現職．著書に『物的中国論』共訳書に，汪暉『世界史のなかの中国』，銭理群『毛沢東と中国』(上・下)他．

武漢支援日記
——コロナウイルスと闘った68日の記録　　　査 瓊 芳

2020年10月28日　第1刷発行

訳 者　宋《そう》 春《しゅん》 暁《ぎょう》

発行者　岡 本 厚

発行所　株式会社 岩波書店
〒101-8002 東京都千代田区一ツ橋2-5-5
電話案内 03-5210-4000
https://www.iwanami.co.jp/

印刷・理想社　カバー・半七印刷　製本・中永製本

ISBN 978-4-00-061432-0　　Printed in Japan